只有最好的选择

没有最好的药物

⬦⬦⬦⬦⬦⬦⬦⬦⬦⬦⬦⬦⬦⬦⬦⬦⬦⬦⬦⬦⬦⬦⬦⬦⬦⬦⬦⬦⬦⬦⬦⬦⬦⬦

高脂血症治疗的效果取决于

血脂的长期控制

危险因素的干预

合理的药物选择

而不是盲目使用新药和贵药

⬦⬦⬦⬦⬦⬦⬦⬦⬦⬦⬦⬦⬦⬦⬦⬦⬦⬦⬦⬦⬦⬦⬦⬦⬦⬦⬦⬦⬦⬦⬦⬦⬦⬦

愿此书的出版

能带给高脂血症患者经济而又理想的治疗效果

U0308221

# 高脂血症合理治疗答疑

## （第2版）

主　编　马建林　马立宁　李施勇
副主编　袁梁炎　林明宽　刘文举
编　委　（按姓氏笔画排序）

马向杰　龙发青　叶　丛　白　敏
乔　平　刘华义　刘时武　李海涛
杨召伍　杨淑萍　吴小波　何成毓
余　成　罗苑瑜　郑寄望　曹　琰
梁振炼　曾广民

世界图书出版公司

西安　北京　广州　上海

## 图书在版编目（CIP）数据

高脂血症合理治疗答疑/马建林，马立宁，李施勇主编. —
2 版. —西安：世界图书出版西安有限公司，2018.7
ISBN 978 - 7 - 5192 - 4722 - 5

Ⅰ.①高…　Ⅱ.①马…②马…③李…　Ⅲ.①高血脂病—
防治　Ⅳ.①R589.2

中国版本图书馆 CIP 数据核字（2018）第 132895 号

Gaozhixuezheng Heli Zhiliao Dayi

# 高脂血症合理治疗答疑

| | |
|---|---|
| 主　　编 | 马建林　马立宁　李施勇 |
| 策划编辑 | 马可为 |
| 责任编辑 | 张　丹　李维秋 |

| | |
|---|---|
| 出版发行 | **世界图书出版西安有限公司** |
| 地　　址 | 西安市北大街 85 号 |
| 邮　　编 | 710003 |
| 电　　话 | 029 - 87233647(市场营销部) |
| | 029 - 87234767(总编室) |
| 传　　真 | 029 - 87279675 |
| 经　　销 | 全国各地新华书店 |
| 印　　刷 | 西安华新彩印有限责任公司 |
| 开　　本 | 787 mm × 1092 mm　1/16 |
| 印　　张 | 13.5 |
| 字　　数 | 170 千字 |

| | |
|---|---|
| 版　　次 | 2018 年 7 月第 2 版 |
| 印　　次 | 2018 年 7 月第 1 次印刷 |
| 书　　号 | ISBN 978 - 7 - 5192 - 4722 - 5 |
| 定　　价 | 35.00 元 |

医学投稿　xastyx@163.com ‖　029 - 87279745　87284035

# 第 2 版前言

近年来，我国心血管疾病患病率逐年上升，除人口老化外，心血管病危险因素防控不佳是最重要的因素，其中，血脂异常是心血管疾病最主要的危险因素。2012 年全国调查结果显示，成人血清总胆固醇平均为 4.5mmol/L，高胆固醇血症患病率 4.9%；甘油三酯平均为 1.38mmol/L，高甘油三酯血症患病率 13.1%；高密度脂蛋白胆固醇平均为 1.19mmol/L，低高密度脂蛋白血症患病率 33.9%。中国成人血脂异常总体患病率高达 40.40%，较 2002 年呈大幅度上升。人群血胆固醇水平的升高将导致 2010—2030 年我国心血管事件约增加 920 万人次。我国青少年高胆固醇血症患病率也有明显升高，预示未来中国成人血脂异常及相关疾病负担将持续增加。

有效控制血脂异常，对我国动脉粥样硬化性心血管疾病（ASCVD）的防治具有重要的意义，鼓励民众采取健康的生活方式，是防治血脂异常和 ASCVD 的基本策略。对血脂异常患者，防治工作重点是提高血脂异常的知晓率、治疗率和控制率。近年来我国成人血脂异常的知晓率和治疗率虽有所提高，但仍处于较低水平，血脂异常的防治效果亟待提高。

本书的第 1 版出版已经 10 年，收到广大血脂异常患者的大量来信，他们普遍认为该版内容通俗易懂、实用性强、重点突出，但有的读者认为专业术语过多，需要进一步细化和讲述，并且强烈要求出版第 2 版。此外，近年来随着大量药物临床试验结果的公布，各国指南的不断更新，迫切需要对第 1 版内容进行更新、补充。

本书的第 2 版，重点参考了 2016 年《中国成人血脂异常防治指南》、2014 年《中国胆固醇教育计划血脂异常防治专家建议》、2014 年美国国家脂质学会《血脂异常管理建议》、2013 年美国心脏病学会/美国心脏协会《ACC/AHA 胆固醇管理指南》、2013 年国际动脉粥样硬化学会《全球血脂异常管理建议》、2012 年加拿大心血管学会《预防成人心血管疾病的血脂异常诊断与治疗指南》（更新）等，查阅了大量的近年来有关他汀类药物、非他汀类药物防治心血管疾病的一级预防和二级预防试验的资料，汇总其临床结果，补充了患者感兴趣的内容，如饮食疗法、烟酒对于血脂的影响、高血压合并血脂异常等。

本书仍以问答形式编写，内容通俗易懂、简明实用、新颖、数据可靠真实，适用于血脂异常者、冠心病患者、高血压患者以及其他心血管病的高危人群阅读，也适用于广大医务人员学习参考以及晋升职称。

此书的目的是让人们进一步了解血脂异常的防治以及健康教育的最新知识，可以更好地预防心血管病的发生和死亡，同时提高生活和生存质量。

由于作者水平有限，书中纰漏之处在所难免，恳望读者批评指正。

编者

2017 年 8 月

# 第1版前言

近30年来，我国开展了几项全国性和地区性流行病学调查，结果显示，随着生活水平的提高，人群胆固醇水平普遍提高61%～72%，冠心病发病率急剧增加。然而我国高脂血症的"三低"（知晓率低、服药率低、达标率低）现象与日益增加的发病率和危害性之间形成鲜明对比。因此，控制胆固醇是我国当前和今后冠心病防治的主要策略。由于血脂异常一般无任何症状，常常被人们忽视，只有在做健康体检或因病检查，甚至在已经发生心肌梗死或脑梗死时，才知道血脂异常。目前血脂检查项目多比较复杂，其目标值高低不一，一般人难以看懂，并且部分人即使知道自己患有血脂异常，由于自我感觉良好，也不愿治疗或恐惧药物副作用；部分人直到发生心肌梗死或脑梗死时，或在行心脏支架置入术、冠脉搭桥手术后，才注意到血脂异常早期防治的重要性。

我国18岁以上血脂异常患病率为18.6%，目前全国血脂异常人群已经达到1.6亿，其中高胆固醇血症2.9%，高甘油三酯血症11.9%，低高密度脂蛋白血症7.4%，另有3.9%的人血胆固醇边缘升高。值得注意的是，中老年人血脂异常患病率相近，城乡差别不大。2000年对我国12个大城市、25家三甲医院心内科、内分泌科、神经科、肾病科就诊的2123例高胆固醇血症患者的调查显示，血脂控制达标率仅为 26.5%，其中冠心病患者血脂异常治疗达标率仅为 16.6%。2004 年在中国胆固醇教育计划开展之际，对北京、上海、广州等全国 20 个大城市 3000 余名各级医生的血脂异常规范化治疗进行了调查，结果显示：12.9% 的医生不了解冠心病低密度脂蛋白胆固醇（LDL-C）目标值，43.3% 的医生不了解血脂筛查对象，32.4% 的医师不清楚调脂治疗的首要目标，26.4% 的医生仅根据化验单参考值范围判断血脂异常，20.5% 的医生认为血脂达标后即可减量或停药，42.2% 的医生不进行疗效检测。由于此次调查主要集中于大城市三级甲等医院，重点针对心内科医生，因此，本次调查结果代表了我国发达地区具有较高学术水平的心内科医生的认知现状。上述情况与人群血脂水平异常率的不断升高形成了鲜明对比，从而反映了广大患者对血脂异常危害性认识和健康知识的缺乏的现状。

本书部分章节还对健康教育的重要性、内容和实施方法等进行了详细的描述，并对健康教育的经济学效益了进行评价。积极倡导平衡膳食与健康生活方式，提高居民自我保健意识和能力是重要的举措。

本书主要以问答形式编写，内容通俗易懂，简明实用，适用于医务人员、血脂异常者、冠心病患者、高血压患者以及其他心血管病的高危人群阅读。

此书的目的是让人们了解血脂异常的防治以及健康教育的基本知识，可以更好地预防心血管病的发生和死亡，同时提高生活和生存质量。

由于作者水平有限，书中纰漏之处在所难免，恳望读者批评指正。

**编　者**
**2007 年 7 月**

# 第1版序

　　血脂异常严重危害人类健康，它是动脉粥样硬化性疾病的主要危险因素之一。控制胆固醇是冠心病调脂治疗的核心问题。随着生活水平的提高，人群胆固醇水平普遍升高，冠心病发病率急剧增加。世界卫生组织（WHO）在2002年的《全球健康报告》中指出，在危害人类健康的十大危险因素当中，高胆固醇列名其中。血脂异常的发病率高，而且还在快速攀升，我国约有1.6亿人患有血脂异常。值得注意的是，随着人们生活水平的不断提高，饮食结构也逐渐发生改变，人们的血脂也"颇为无奈"地处于逐渐升高状态，而人们对健康认识的提高却比血脂异常发病率的升高要迟缓。尽管随着血脂的升高，心血管病的危险性增加，但人们自己却往往没有明显的感觉，所以，有人称之为"无声的杀手"。

　　了解和揭开血脂异常的面纱，加强对它的早期监测，定期检查、早期发现、早期干预，是预防和减少威胁人类健康的心血管疾病的根本之举。

　　在我国心脑血管疾病所至的死亡中，排名第一位的是冠心病，而与血脂异常最为密切的冠心病的发病率和死亡率正在上升。在冠心病发病危险因素的强度中，高胆固醇血症仅次于高血压和吸烟，明显超过糖尿病，如果同时合并低高密度脂蛋白血症则其影响强度明显超越高血压和吸烟。随着血脂水平的明显增高，冠心病事件的发生率明显增加，长期控制合适的血脂水平，可以预防动脉粥样硬化的发生，减轻动脉粥样斑块，减少冠心病事件。

在广大人群中进行血脂异常防治的宣传教育，是预防动脉粥样硬化的重要环节，合理的膳食搭配与有序的生活习惯对调节血脂异常具有明显的效果，对心血管病的防治极为重要，而且还具有良好的经济学效益。

该书较系统详细地介绍了防治血脂异常的基本知识，编排上采用问答形式，以循证医学为基础和依据，介绍了血脂有关知识，力求紧贴临床实践，兼顾新的进展。读书对人们预防和控制血脂异常，减少心血管病的发生和死亡具有重要的意义。

华中科技大学同济医学院心血管病研究所

毛焕元

2007 年 8 月

# 目  录 Contents

## 第一章　高脂血症的一般概念

## 第二章　高脂血症的概念及临床特点

# 第三章　血脂异常与冠心病密切相关的临床依据

# 第四章　主要调脂药物及其临床应用注意事项

## 第五章　合理膳食与健康的生活方式对血脂异常的影响

## 第六章 冠心病患者降脂的目标

## 第十章 强化降脂

## 第十一章 其他方面

# 阅读说明

1. 为便于读者阅读，同时兼顾临床的应用习惯，本书保留了部分英文剂量单位及英文缩略语。现做如下解释说明。

| 英文 | 中文 |
| --- | --- |
| g | 克 |
| kg | 千克 |
| mg | 毫克 |
| μg | 微克 |
| L | 升 |
| dl | 分升 |
| ml | 毫升 |
| μl | 微升 |
| min | 分钟 |
| mmol/L | 毫摩尔/升 |
| mmHg | 毫米汞柱 |
| U | 单位 |
| kcal | 千卡 |
| BMI | 体重指数 |
| TC | 总胆固醇 |
| TG | 甘油三酯 |
| CM | 乳糜微粒 |
| VLDL | 极低密度脂蛋白 |
| IDL | 中密度脂蛋白 |
| LDL | 低密度脂蛋白 |
| HDL | 高密度脂蛋白 |
| LDL-C | 低密度脂蛋白胆固醇 |
| Apo | 载脂蛋白 |
| Lp（a） | 脂蛋白a |

2. 目前表示热量的法定单位为焦（J），但考虑到一般读者的阅读习惯，本书保留了原来使用的热量单位卡（cal），两者之间的换算公式为：
1cal = 4.184J

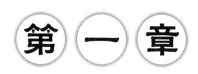

# 第一章

# 高脂血症的一般概念

脂质是人体内的中性脂肪和类脂的总称。

血浆中脂质与载脂蛋白（Apo）结合而成的复合物称作脂蛋白。

血浆总胆固醇（TC）尤其是低密度脂蛋白胆固醇（LDL-C）水平升高是冠心病的致病危险因素。

氧化修饰的 LDL（OX-LDL）具有更强的致动脉粥样硬化作用。

HDL 具有抗动脉粥样硬化作用。

高甘油三酯血症主要危害是诱发急性胰腺炎。

种族、性别、年龄、饮食习惯等可以影响血脂水平。

## 1 什么是脂质，有何生理功能?

脂质是人体内的中性脂肪［甘油三酯（TG）和胆固醇］和类脂（磷脂、糖脂、固醇、类固醇）的总称。在临床上所检测的脂质主要是指 TG 和胆固醇。前者是由甘油与三个脂肪酸经过化学酯化而成，其生理功能主要是参与体内的能量代谢，尤其是人体在饥饿状态时的能量代谢，包括能量的产生和贮存。能量的储存以这种形式存在，即游离（或非酯化）胆固醇和酯化胆固醇（即胆固醇酯）。游离胆固醇（与磷脂一起）是构成细胞膜的主要成分，其对于维持细胞膜的流动性起关键作用；此外，胆固醇也是合成类固醇激素（体内维持生命的重要物质）和胆酸的重要原料。

## 2 什么是血脂? 它是怎样转运的?

血脂主要是指血浆中的 TG 和总胆固醇（TC）（包括游离和酯化的胆固醇）。由于 TG 和胆固醇均不溶于水或血浆，故不能以游离形式存在于血浆中，必须是与其他物质如磷脂和蛋白质一起组成复合物，并具有水溶性才能在血液中被转运，这种复合物被称为脂蛋白。脂蛋白是脂质在血液中的存在形式，在临床上所测定的 TG 和 TC 是血浆中所有脂蛋白中含有的 TG 和胆固醇的总和。

## 3 什么是载脂蛋白? 载脂蛋白的作用有哪些?

载脂蛋白（Apo）是一种特殊的蛋白质，可在血浆中与非水溶性的脂质结合而形成水溶性脂蛋白，故可以成为转运血浆中脂类的运载体，还可以参与体内酶活性的调节以及脂蛋白与细胞膜受体的识别和结合反应等。载脂蛋白的特点是位于脂蛋白表面，并以多种形式和不同的比例存在于各类脂蛋白中。各类脂蛋白也因其所含载脂蛋白的种类不同，而具有不同的功能和不同的代谢途径。载脂蛋白至少有下列 5 方面的功能：①通过与脂质的亲和作用而使脂质溶于血浆中；②转运胆固醇和甘油三酯；③作为脂蛋白外壳的结构成分，与脂蛋白外生物信息相联，而发挥生物效应；④作为脂蛋白与特异受体的连接物，其中载脂蛋白结合到受体上是细胞摄取脂蛋白的第一步；⑤激活某些与血浆脂蛋白代谢有关的酶类。此外，脂蛋白 a［Lp（a）］由 ApoB100 转化而来，其生理作用尚不清楚，许多研究提示，Lp（a）升高是冠心病的独立危险因素。

## 4 什么是脂蛋白，其结构特征和理化特征有哪些?

血浆中脂质与载脂蛋白（Apo）结合而成的复合物称为脂蛋白。脂蛋白的核心部分为不溶于水的脂质（胆固醇酯和甘油三酯）；外壳部分是单层分子包括游离胆固醇、磷脂和载脂蛋白，由于这些分子是部分为水溶性，部分为脂溶性，所以能介于水与脂质的交界面，并使脂蛋白因其水溶性而溶于血浆。血液流动将脂蛋白转运到组织各部位进行分解代谢。

按照脂蛋白不同的密度和电泳特性，可将其分为乳糜微粒（CM）、极低密度脂蛋白（VLDL）、中间密度脂蛋白（IDL）、低密度脂蛋白（LDL）和高密度脂蛋白（HDL）。LDL 主要功能是将胆固醇转运到肝外组织，为导致动脉粥样硬化的重要蛋白质，经过氧化修饰或其他化学修饰的 LDL，具有更强的致动脉粥样硬化作用。LDL 分为 LDL1、LDL2 和 LDL3，其中 LDL3 为小而致密的 LDL，由于小颗粒 LDL 容易进入动脉壁内，更易被体内的活性氧氧化，称之为氧化修饰，这种氧化修饰的 LDL 具有更强的致动脉粥样硬化作用。HDL 又可再进一步分为两个亚组分，即 HDL2 和 HDL3。这 5 类脂蛋白的密度依次增加，而颗粒则依次变小。此外，还有一种脂蛋白是后来发现的，称作脂蛋白（a）［Lp（a）］，它的密度比 LDL 大，而其颗粒也较 LDL 大。Lp（a）的化学结构与 LDL 很相似，仅多含一个载脂蛋白（a），也具有明显的致动脉粥样硬化作用。

## ⑤ 哪种血脂最重要？

目前研究表明，血浆总胆固醇（TC）尤其是低密度脂蛋白胆固醇（LDL-C）水平升高是冠心病的致病危险因素，积极降低 LDL-C 能显著减少冠心病的致残率和致死率。通过对他汀类药物的 38 项临床试验的荟萃分析表明，降低 TC10%，冠心病死亡危险性减少 15%，总死亡危险性减少 11%。LDL-C 与动脉粥样硬化和冠心病事件呈显著相关，研究表明降低 LDL-C 是防治冠心病的首要目标，也是调脂治疗的基础。干预的强度与心血管疾病危险性的降低密切相关。虽然其他血脂指标如 TG 和 HDL-C 也与冠心病存在相关性，但证据仍不充分。因 LDL-C 是导致动脉粥样硬化和冠心病最重要的危险因素，故可以成为冠心病防治的首要目标。

## ⑥ 什么是高脂血症？

高脂血症是指血浆中胆固醇或（和）甘油三酯水平升高。具体地讲是血浆中某一类或某几类脂蛋白水平升高的表现，严格讲应称为高脂蛋白血症。近年来，学者们已逐渐认识到血浆中高密度脂蛋白胆固醇（HDL-C）降低也是一种血脂代谢紊乱。故有人建议采用脂质异常血症，认为这一名称能更为全面准确地反映血脂代谢紊乱状态。

## 7 TC 与 LDL-C 有相关性吗？

TC 包括血浆中各类脂蛋白所含的胆固醇，而低密度脂蛋白胆固醇（LDL-C）则是指血浆 LDL 所含的胆固醇。LDL 颗粒比 VLDL 小，密度比 VLDL 高，胆固醇所占比例特别大，LDL 中的 ApoB100 占其中 Apo 含量的 95%。因 LDL 是血浆中胆固醇含量最多的一种脂蛋白，其胆固醇的含量（包括胆固醇酯和游离胆固醇）占总成分的一半以上，故 LDL 被称为富含胆固醇的脂蛋白。血浆中的 TC 约 70% 是在 LDL 内。所以，在一般情况下，血浆 TC 与 LDL-C 浓度变化基本保持一致。单纯性高胆固醇血症时，随着 TC 浓度的升高，LDL-C 水平也随之增高，故两者之间存在密切的相关性。

## 8 什么是小而致密的 LDL？

临床检测表明，血浆各类脂蛋白的密度和颗粒大小不均一，其中 LDL 的密度为 1.019 ~ 1.063kg/L，颗粒直径为 20 ~ 25nm。通过改进实验方法，可将 LDL 再分为多种亚类，最多可达 7 种亚类，通常是分为 3 种亚类，即 LDL1、LDL2 和 LDL3。LDL1 为大而轻的 LDL，而 LDL3 则为小而致密的 LDL 即 sLDL。每个人血浆中都含有这 3 种 LDL，但其比例不一样。若所含 LDL 以 LDL1 为主，则表现的"A 型 LDL"；相反，如果以 LDL3 为主，则表现为"B 型 LDL"。

###  9 LDL 如何代谢？

LDL 在血浆中由 VLDL 转化而来，是转运肝脏合成的内源性胆固醇（体内自己生成的胆固醇）至各组织利用的主要形式。LDL 主要通过与 LDL 受体结合进入细胞中代谢，LDL 受体广泛存在于全身各组织的细胞膜表面，它是特异性识别并且结合含ApoB、ApoE 的受体。当血浆中的 LDL 与特异受体结合后，进入细胞与细胞内的溶酶体结合，并在溶酶体内水解，释放出游离的胆固醇被组织利用。LDL 是正常人空腹时血浆中的主要脂蛋白，氧化修饰的 LDL 即 OX-LDL 是导致动脉粥样硬化的独立因素。因此防止 LDL 氧化是防治动脉粥样硬化的首要方法。

### 10 LDL 如何引起动脉粥样硬化？

研究资料表明，LDL 在动脉粥样硬化的发病过程中起着关键性的作用，具体表现为以下方面。①沉积在动脉粥样斑块上的脂质主要来源于血浆中 LDL。胆固醇在血管壁内的聚集很可能与两条途径有关：一是依靠内皮细胞（血管壁最内层的细胞）膜上的特异性受体进行的主动摄取；二是经过非受体途径被动性进入，尤其是在严重内皮损伤时。②血管壁内的动脉粥样硬化损伤处的所有主要细胞都能产生活性氧并氧化 LDL，产生氧化型 LDL（OX-LDL）。在动脉样硬化的早期阶段，内皮细胞对 LDL 的轻度氧化可能是至关重要的。③轻度氧化的 LDL 或微小修饰的 LDL（mmLDL）在引起单核细胞聚集方面具有诱导作用。④巨噬细胞吞噬了大量的 OX-LDL 后就衍变成泡沫细胞，巨噬细胞或泡沫细胞内的脂质饱和后，容易破裂，释放大量的活性物质，加速病变的进展。泡沫细胞逐渐增多并融合，形成脂质条纹，继而发展为成熟的粥样斑块。

## ⑪ HDL 有几个亚类?

临床上运用超速离心法,可将 HDL 分为两大类,一类是体积大、疏松而富含脂质的 HDL2,另一类是体积小、密集的 HDL3。这两个亚类与心血管疾病患病危险性的关系可能不尽相同。早期研究多提示血浆 HDL2 具有明显的抗动脉粥样硬化作用,而 HDL3 的作用未得到肯定。然而,近年来已有较多研究认为,HDL3 和 HDL2 对冠心病具有同样的保护作用,甚至有人认为 HDL3 的保护作用明显大于 HDL2。

## ⑫ HDL 是如何合成和代谢的?

HDL 主要是由肝脏和小肠合成,由磷脂、游离胆固醇和载脂蛋白(ApoAⅠ和 ApoAⅡ)组成。成熟的球形 HDL 可分为 HDL2 和 HDL3,刚形成的 HDL 颗粒形成的球形 HDL 是 HDL3,其密度高,胆固醇含量相对较少。随着胆固醇酯的进一步掺入,使 HDL 的密度降低而形成 HDL2。

HDL 可以转运肝外组织细胞中的胆固醇,第一步是与细胞表面结合,这个过程可能是由 HDL 受体介导。与 LDL 不同,HDL 与其受体结合后,并不被细胞吞饮入胞内。当 HDL 与其受体结合时,可产生一种信号,这种信号则诱导细胞内的游离胆固醇向细胞表面转移,最后进入 HDL。HDL 颗粒中的胆固醇经血浆中胆固醇酯转运蛋白(CETP)的作用,与其他脂蛋白之间发生相互交换,即 HDL 中的胆固醇转运至 VLDL 和 LDL 颗粒中。

## 13 HDL 为什么有抗动脉粥样硬化作用？

大量研究结果均表明，高密度脂蛋白胆固醇（HDL-C）浓度与冠状动脉粥样硬化发生的危险性呈负相关，高密度脂蛋白（HDL）逆向转运 TC 并以此发挥其经典的抗动脉粥样硬化（AS）作用，除此之外，HDL 还具有保护内皮细胞、抑制白细胞黏附、调节血凝与纤溶、抑制血小板聚集与活性、抗脂质过氧化等生物学活性，HDL 还可通过胆固醇逆向转运作用以外的多种途径发挥抗 AS 作用。

## 14 引起血浆 HDL-C 低下的因素有哪些？

引起血浆 HDL-C 低下的因素较多，主要包括遗传、药物和生活方式等因素。

（1）遗传：家族性低 α - 脂蛋白血症系常染色体显性遗传，其主要特征为血浆 HDL-C 水平低于年龄、性别相匹配对照者的第10 百分位数。

（2）药物：已知可降低血浆 HDL-C 浓度的药物包括雄性激素、β 受体阻滞剂、甲基多巴和普罗布考等。

（3）体重：肥胖常伴有血浆 HDL-C 水平降低，体重每增加2.25kg，血浆 HDL-C 水平即下降 5%。

（4）饮食：低脂饮食在降低血浆 LDL-C 水平的同时，亦使血浆 HDL-C 水平下降。

（5）吸烟：多数资料显示，吸烟者比不吸烟者的血浆 HDL-C 浓度低于 0.8 ~ 1.3mmol/L（3 ~ 5mg/dl）。有人认为可能还低估了吸烟的作用，因为吸烟与饮酒常常相伴随，而饮酒与血浆 HDL-C 水平正相关。

## 15 除 HDL 外，还有其他机制能移出肝外组织中的胆固醇吗？

肝脏对维持体内胆固醇的平衡极为重要，它是唯一能将胆固醇（以胆酸形式）排出体外的器官。肝脏外其他组织中的过剩胆固醇主要是由 HDL 带出来，转运至肝脏，这是由 HDL 介导的胆固醇逆转途径进行。然而，体内有些组织 HDL 并不能到达，如脑组织。故有人推测体内应存在除 HDL 外的其他机制，帮助移出过剩的胆固醇。

最近研究表明：固醇 27 - 羟化酶很可能参与非 HDL 的胆固醇逆转过程。目前认为肝外组织的过剩胆固醇，在 27 - 羟化酶作用下，转化成 27 - 羟胆固醇，然后进入血液循环，流经肝脏时被摄取，进一步分解代谢或转化成胆酸排出体外。

## 16 血浆甘油三酯水平明显升高( > 3.4mmol/L) 主要见于哪些情况？

轻度的血浆 TG 升高与饮食的关系非常密切。当血浆甘油三酯浓度 > 3.4mmol/L（300mg/dl）即明显升高时，则多是因基因的异常所致，而重度家族性高甘油三酯血症（FHTG）是一种常染色体显性遗传性疾病。在一般人群中，估计该症的患病率为 1/400 ~ 1/300。血浆中 TG 水平通常为 3.4 ~ 9.0mmol/L（300 ~ 800mg/dl）。VLDL 中的载脂蛋白含量正常，其中胆固醇与 TG 的比例低于 0.25。FHTG 患者的另一个特征是血浆 LDL-C 和 HDL-C 水平低于一般人群的平均值。

## 17 重度高甘油三酯血症有什么危害？

轻到中度高甘油三酯血症常无特别的症状和体征，重度高TG血症的主要危害是诱发急性胰腺炎，主要与TG组成的乳糜微粒浓度有非常直接的关系，由于乳糜微粒栓子急性阻塞胰腺微血管的血流所致。其他系统也偶可出现功能异常，如可伴有短暂性大脑功能紊乱、四肢感觉异常、呼吸困难、肠道功能紊乱如腹痛和腹泻。若降低血浆中乳糜微粒浓度，则可缓解这些异常。

TG升高的后果是容易造成血液黏稠，在血管壁上沉积，渐渐形成小斑块，即动脉粥样硬化。而血管壁上的这些块状沉积会逐渐扩大面积和厚度，使血管内径变小、血流变慢，血流变慢又加速了堵塞血管的进程，严重时血流甚至被中断；除了血流中断，阻塞物脱落还能造成血栓。TG升高的后果无论发生在哪个部位，对人体损伤都很严重。如果在胰腺，可以引起急性胰腺炎；在心脏，可引起冠心病、心肌梗死；在大脑，可发生脑卒中；发生在眼底，会导致视力下降、失明；如在肾脏，可引起肾衰竭；发生在下肢，则出现肢体血流不畅甚至导致坏死。

当血浆TG浓度达11.3mmol/L（1000mg/dl）或更高时，常可发现脾脏肿大，伴有巨噬细胞和肝细胞中脂肪堆积。躯干和四肢近端的皮肤可出现疹状黄色瘤，也可见于四肢远端。重度高甘油三酯血症与冠心病的关系尚不十分明确。

## 18 一般人群及重点人群如何检测血脂异常？

一般人群进行健康体检（包括血脂测定），应该包括前来医院就诊的所有血脂异常和心血管病易患人群；20岁以上的成年人至少每 5 年测量一次空腹血脂 。

缺血性心血管病及其高危人群，应每 3 ~ 6 个月测定血脂；因缺血性心血管病住院治疗的患者应在入院时或 24h 内检测血脂。

重点人群的血脂检查：已有冠心病、脑血管病或周围动脉粥样硬化病者；有高血压、糖尿病、肥胖、吸烟者；有冠心病或动脉粥样硬化病家族史者，尤其是直系亲属中有早发病或较早因病死亡者；有皮肤黄色瘤者；有家族性高脂血症者；其他可考虑作为血脂检查的对象：40 岁以上男性、绝经期后女性。

## 19 临床上血脂测定应注意什么?

临床血脂测定应注意下列五点：①检测方法要准确、可靠，要求检测试剂稳定和仪器工作正常。测试方法应不定期的接受外部的血脂测定质量控制，并定期进行内部质控。严格的质量控制标准是要求胆固醇测定的变异系数控制在 3% 以内，TG 测定的变异系数控制在 5% 以内。②要求患者在空腹状态下进行血脂检测，以避免进食对血脂浓度造成的影响。一般认为，TC、LDL-C 和 HDL-C 受饮食影响较小，随访时可以在非空腹状态下进行检测。而进食对 TG 的影响较大，所以要求在禁食12 ~ 14h 后进行检测（可饮用水和不含热量的饮料，包括茶和咖啡）。24h 内应避免饮酒。③因血清不需抗凝，故最好采用血清进行血脂测定。如果采用血浆测定，则血浆脂质水平大约较血清脂质低 4% 。④进行血脂测定时，患者应保持舒适坐姿 5 ~ 10min，这是一种标准化的姿势。因为姿势改变可以影响血浆容量，从而使 TC 水平发生变化。如果患者在采血前平躺过 10 ~ 15min 则其血脂水平会偏低。在直立位时采血的 TG 和 TC 浓度较平躺位采血所获结果高9% ~ 10% 。⑤采血时不要让血液阻滞的时间过长，插入针头前使用止血带尽可能轻，采血前应放开止血带。⑥抗凝剂选用，血清或血浆标本均应不溶血，血浆只能用肝素或 EDTA 抗凝（注：一种抗凝剂），草酸盐或氟化物会对测定产生干扰，应避免使用。

## 20 如何检测个体的基础血脂水平？

为了确定每位患者的基础血脂水平，先应规范进行血脂测定，在 1~3 个月内在同一检验科（或实验室）重复进行血脂测定。如果两次测定的血脂值非常接近，取其平均值即为患者的基础血脂水平。若两次所测定的血脂值相差较大，尚需进行第 3 次血脂测定，3 次测定的血脂平均值为患者的基础血脂水平。

此外，血脂值还受生物学及其他因素的影响。人体血胆固醇水平每日正常波动范围约为 3% 或略高些，并受季节的影响，如春季血胆固醇轻度上升，而秋季时则轻度下降。空腹状态下，个体血 TG 水平每日波动较大，平均为 17%，少数可大于 30%，并且这种波动与饮食无关。

## 21 各项血脂参数测定的临床意义如何？

目前多数大医院的检验科均测定血脂全套即血清 TC、TG、HDL-C 和 LDL-C。少数医院还开展了载脂蛋白（Apo）B 和 Apo AI 以及脂蛋白（a）的检测。

（1）TC 多采用酶法（CHOD-PAP 法）测定。血清 TC 水平受年龄、性别等影响。高胆固醇血症与动脉粥样硬化的形成有明确关系；降低血清胆固醇使冠心病的发病率降低及停止粥样斑块的进展。除家族性高胆固醇血症（FH）外、血清胆固醇增高多见于继发于肾病综合征、甲状腺功能减低、糖尿病和胆道梗阻等。胆固醇降低见于甲状腺功能亢进、营养不良和肝功能严重低下等。参考值：2.23~5.17mmol/L。

高胆固醇血症最主要的危害是易引起动脉粥样硬化和冠心病。目前认为降低血清胆固醇水平是冠心病防治最有效的措施之一。低胆固醇血症主要见于慢性消耗性疾病。

（2）TG 通常采用酶法测定。血清 TG 为心血管疾病的危险因素，血清 TG 水平受年龄、性别和饮食的影响。血 TG 增高可见于家族性高甘油三酯血症，饮食中含大量 TG 和继发于某些疾病如糖尿病、甲状腺功能减退、肾病综合征和胰腺炎等。TG 降低见于甲状腺功能亢进、肾上腺皮质功能降低、肝功能严重低下等。参考值：0.56~1.69mmol/L。

高甘油三酯血症也可分为原性性与继发性两类，前者多有遗传因素，其中包括家族性高甘油三酯血症、家族性混合型高脂血症和家族性乳糜微粒血症等。继发性高甘油三酯血症多见于糖尿病、肾病或药物源性等。人群调查资料表明，冠心病患者 TG 水平高于一般人群。当 TG 重度升高时，常可伴发急性胰腺炎。

（3）HDL-C 有两种沉淀方法测定，即磷钨酸 - 镁沉淀法和硫酯葡萄聚糖沉淀法。约25%的胆固醇在 HDL 中，一般认为 HDL-C 与心血管疾病的发病率和病变程度呈负相关，HDL-C 或 HDL-C/TC 较 TC 能更好地预测心脑动脉粥样硬化的危险性。HDL-C 降低见于急慢性肝病、急性应激反应（心肌梗死、外科手术、外伤）、糖尿病、甲状腺功能亢进或减退、慢性贫血等。参考值：男性 0.90~1.45 mmol/L，女性 1.15~1.68 mmol/L。

流行病资料表明，血清 HDL-C 水平与冠心病发病呈负相关。HDL-C 降低是冠心病的重要危险因素；而 HDL-C 增高（> 1.55mmol/L，即60mg/dl）被认为是冠心病的保护性因素。

（4）LDL-C 可采用公式计算也可采用沉淀法测定。Friedwald 公式计算法，按旧单位（mg/dl）计算，假设血清 VLDL-C 为血清 TG 量的 1/5（以重量计），则 LDL-C（mg/dl）= TC －（HDL-C ＋

TG/5）；按法定计量单位计，则应为 LDL-C（mmol/L）= TC −（HDL-C + TG/2.2）。

　　应用 Friedwald 公式计算 LDL-C 的优点是非常简便，在一般情况下比较准确，故较为实用，目前绝大多数临床检验室多采用此方法。但血清 TG > 4.5 mmol/L（> 400 mg/dl）时，所计算的 LDL-C 会明显低于实际的 LDL-C 浓度。这时只能采用沉淀法直接测定 LDL-C 浓度。

　　LDL 增高是动脉粥样硬化发生发展的主要脂类危险因素。过去只测定 TC，以此间接估计 LDL-C 水平，但 TC 水平也受 HDL-C 水平的影响，故最好采用 LDL-C 取代 TC 作为对动脉粥样硬化性疾病如冠心病危险性的评估指标。

　　（5）ApoAI 多采用免疫透射比浊法测定。血脂正常者 ApoAI 水平多在 1.2 ~ 1.6g/L 内，女性略高于男性。HDL 组成中蛋白质（载脂蛋白）约占 50%，蛋白质中 ApoAI 约占 65% ~ 75%，而其他脂蛋白中 ApoAI 极少，所以血清 ApoAI 可以代表 HDL 水平，与 HDL-C 呈明显正相关，其临床意义也大体相似。然而，因 HDL 是一系列颗粒大小与组成不均一的脂蛋白，病理状态下 HDL 亚类与组成往往会发生变化，故 ApoAI 的升降不一定与 HDL-C 变化完全一致。有研究认为，ApoAI 测定较 HDL-C 检测对预测冠心病的危险性可能更有价值。

　　（6）多数临床检测科室采用免疫透射比浊法测定 ApoB。ApoB 水平随年龄上升，70 岁以后不再上升或开始下降。正常人群中血清 ApoB 多为 0.8 ~ 1.1g/L。

　　正常情况下，每一个 LDL、IDL、VLDL 和 Lp（a）颗粒中均含有一分子 ApoB，因 LDL 颗粒占绝大多数，大约有 90% 的 ApoB 分布在 LDL 中，故血清 ApoB 主要代表 LDL 水平，它与血清 LDL-C 水平呈明显正相关，ApoB 水平高低的临床意义也与 LDL-C 相似。在少数情况下，可出现高 ApoB 血症而 LDL-C 浓度正常的情况，提示血浆存在较多小而致密的 LDL。也就是说，对于 LDL-C 正常者测定 ApoB，也有一定的临床意义。

有研究对 848 例冠心病进行降脂治疗，追踪观察降脂治疗后 LDL-C、TC、HDL-C、ApoAⅠ、ApoB 浓度对预测冠心病主要事件（心肌梗死和各种原因死亡）的价值，结果表明治疗后 ApoB 和 ApoAⅠ浓度预测价值最大。故研究者认为，分析已接受降脂的冠心病者的危险性，宜测定 ApoAⅠ和 ApoB 浓度。

虽然测定这两类载脂蛋白的方法已国际标准化，但其可靠性和准确性都不十分令人满意，并且测定结果的临床价值尚需更大规模的研究证实。故目前医院，尤其是基层医院并不推荐在临床上常规测定 ApoAⅠ和 ApoB。

（7）多采用 ELISA 法测定脂蛋白 a［Lp（a）］，正常人群中水平呈明显偏态分布，虽然个别人可高达 1000mg/L 以上，但 80% 的正常人在 200mg/L 以下，文献中的平均值多为 120～180mg/L，中位数则低于此值。现通常以 300mg/L 为重要分界，高于此水平者患冠心病的危险性明显增高。

Lp（a）水平主要决定于遗传因素，家族性高 Lp（a）与冠心病发病倾向相关。性别与不同年龄间无明显差异。环境、饮食与药物对 Lp（a）水平影响也不明显。在严重肝病时 Lp（a）可下降，而在急性心肌梗死、外科手术、急性炎症等可使 Lp（a）水平明显上升。大量的流行病学调查资料表明，高 Lp（a）水平是冠心病的危险因素之一。

## 22 血脂异常在我国对心血管疾病的危险强度如何？

不同的危险因素对不同类型心血管病发病的影响及作用强度有差别：对冠心病发病危险的影响因素根据强度依次为高血压（RR　1.914）、吸烟（RR　1.750）、高胆固醇血症（RR

1.732）和低高密度脂蛋白胆固醇血症（RR 1.387）；对缺血性脑卒中发病危险的影响因素依次为高血压（RR 3.662）、糖尿病（RR 1.523）、低高密度脂蛋白胆固醇血症（RR 1.485）、吸烟（RR 1.371）和肥胖（RR 1.307）；对出血性脑卒中发病危险的独立影响因素只有高血压（RR 4.665）。结论：在心血管病的主要危险因素中，不同的危险因素对不同类型的心血管病发病危险的作用存在差别。我国人群不同危险因素的变化趋势将影响不同类型心血管疾病。

低密度脂蛋白胆固醇（LDL-C）或胆固醇升高为特点的血脂异常，是动脉粥样硬化性心血管疾病重要的危险因素；无论采取何种药物或措施，只要能使血 LDL-C 下降，就可稳定、延缓或消退动脉粥样硬化病变，并能显著减少这些致死致残性疾病的发生率、致残率和死亡率。

## ㉓ 我国血脂异常的发病情况如何？

近 30 年来，中国人群的血脂水平逐步升高，血脂异常患病率明显增加。中国成人血脂异常总体患病率高达 40.4%。人群血清胆固醇水平的升高将导致 2010—2030 年我国心血管病事件约增加 920 万。2012 年全国调查结果显示，高胆固醇血症的患病率 4.9%，高甘油三酯血症的患病率 13.1%，低高密度脂蛋白胆固醇血症的患病率 33.9%，形势仍极为严峻。

## ㉔ 种族对血脂水平有影响吗？

流行病学表明，人群中血脂平均水平存在明显的地域性差别。如芬兰人群的平均胆固醇水平明显高于东亚人群。这种地域性血脂差别多与人群的饮食和生活习惯有关，而与人种的关系不大。有人调查观察到，不同国家婴儿脐带血中的脂质水平基本相似。出生后至成年因饮食习惯、生活环境不同而造成各国人群平均血脂水平差异明显。但也有资料表明，美国黑人男性 HDL-C、TC 比率高于白种人，非洲和欧洲之间比较也有同样的趋向，提示人种间血脂水平可有某种程度的差别。

## 25 血脂随年龄变化的特点是什么？

流行病学表明，人在出生时血中总胆固醇、LDL-C、HDL-C 和甘油三酯均较低。6 个月后上升较快，青春期前上升较缓慢，成年期血脂水平随年龄增高而继续增高，直到 50～55 岁。一般来讲，随着年龄的增加，体重也会增加。但随着年龄增加而伴随的胆固醇升高并非全由体重增加所致。血胆固醇水平随年龄增长而变化：由于人体内 LDL 受体活性随年龄增长、肝脏及周围组织胆固醇储量增加而下调，男性在 20 岁后逐渐上升，64 岁达高峰，女性 25 岁后缓慢增加，60～70 岁达峰值。此后，由于年龄增加，机体对胆固醇吸收减少或肝脏合成胆固醇能力下降，LDL-C 水平开始下降。而 HDL-C 水平在 20～60 岁男性保持恒定，以后稍增高；在女性则随年龄逐渐上升，直到 60～70 岁，以后轻微下降。血清 TG 水平在成年阶段呈持续上升趋势，男性 50～60 岁、女性 70 岁后即开始下降。老年人 LDL 受体活性减退的机制尚不清楚，可能是由于随着年龄的增加，胆汁酸合成减少，使肝内胆固醇含量增加，进一步抑制 LDL 受体的活性。现有资料表明，除体重因素外，年龄本身因素可使血浆胆固醇增加 0.78mmol/L（30mg/dl）左右。

## 26 血脂水平与性别有关吗?

一般讲,女性在 45 ~ 50 岁前血胆固醇低于男性,绝经后则会高于男性,而这种绝经后胆固醇水平升高很可能是由于体内雌激素减少所致。人类和动物的试验研究表明,雌激素能增加 LDL 受体的活性。女性绝经后总 TC 可增高大约 0.52mmol/L (20mg/dl)。

高脂血症的发生发展与性别关系密切,对于老年人来说,女性比例高于男性。这是因为老年女性在更年期之后,雌激素分泌日渐减少,所以内分泌系统紊乱,而导致高血脂。所以女性在更年期之后,一定要经常检查血脂水平,发现有高血脂要尽快尽早治疗,以防各种高血脂并发症。研究还发现,同样剂量的药物,女性控制起来一般比男性更难,此原因尚不明确,但提醒女性在治疗时用药量较男性相对偏大。对于中青年来说,男性的高血脂发病率一般要高于女性,主要是因为男性喜欢吸烟喝酒,而女性相对较少。同时,还有一个因素,那就是男性的生活压力要远大于女性,而心理压力大也是高血脂的诱发因素。同时有些男性喜欢夜生活,研究证实睡眠不足也是高血脂的诱因之一,所以男性预防高血脂尽量做到生活有序、起居有度。

## 27 饮食对血脂的影响如何?

饮食对血脂的影响包括两方面:其一是饮食的量,其二是饮食的质。食量对 TG 水平的影响较大,而食物的成分对血浆胆固醇浓度有明确的影响。食物中胆固醇和饱和脂肪酸对血脂浓度有较大的影响。一般西方国家的人群摄入胆固醇量为 400mg/d,而低胆固醇人群的摄入量约为 200mg/d。胆固醇摄入量从每日

200mg/d 增加为 400mg/d，可升高血胆固醇 0.13 mmol/L（5 mg/dl），其机制可能与肝脏胆固醇含量增加，肝脏的 LDL 受体合成减少有关。典型的西方人所摄入的饱和脂肪酸大约为每日总热量的 14%，而其理想的量应为 7%。一般认为饱和脂肪酸摄入量占总热量的 14%（即多 7%），可致血胆固醇增高大约 0.52mmol/L（20mg/dl），其中多数为 LDL-C。研究表明，饱和脂肪酸抑制 LDL 受体活性，其中，摄入饱和脂肪酸可以使 LDL-C 水平明显升高。

## 28 饮酒对脂蛋白的影响如何？

酒中含有乙醇，乙醇对肝脏代谢产生一定的影响。有研究证明，饮酒可以升高 HDL-C 水平，但临床和动物实验研究尚不一致。如给实验大鼠注入适量乙醇，结果肝脏合成 HDL-C 及向血中释放均增加，但一次注入大量乙醇，则 HDL-C 合成减少，血浆 VLDL-C 增加。急性饮酒试验，未见血浆 LDL-C 有明显变化，但慢性饮酒则引起血浆 HDL-C 水平升高，且无性别差异。饮酒引起的 HDL-C 升高主要是其亚组分 HDL2-C 的升高（HDL2-C 具有将周围组织细胞中的胆固醇向肝脏转移并促进这些胆固醇代谢和分解的功能）。另有研究报道血浆 HDL-C 水平与饮酒量呈正相关。中度饮酒者与不饮酒者或少饮酒者相比，血浆 HDL-C 水平可升高 6%；若每日酒精摄入量超过 45g，可升高 15%。但值得注意的是，在酒精引起血浆 HDL-C 升高的同时，也使 TG 升高。酒精升高 HDL-C 的确切机制尚不十分清楚，多数认为可能与酒精对促进 HDL-C 在肝脏合成和代谢的脂蛋白脂酶、脂肪酶的活性有关。

酒精对于 TC、LDL-C 的影响，仅有少量报道观察到饮酒可以使血清 TC、LDL-C 呈轻度下降。

通常少量饮酒是指每日摄入酒精 20～30g（或白酒不超过

50g）。关于酒类，多认为葡萄酒对冠心病的保护作用最强，而烈性酒对人体相对危险性最大。权衡饮酒对血脂的利弊，通常认为小量饮酒可能无害，但不应提倡用饮酒来提高血清 HDL-C 水平以预防冠心病，也不应鼓励血清低水平 HDL-C 患者采用增加酒精量作为治疗选择，更不能低估嗜酒对于心身的危害。

## 29 饮酒对甘油三酯的影响如何？

资料报道，对 450 例 30 ~ 60 岁的冠心病患者的血脂分析显示，其中 230 例嗜酒者血清 TG、VLDL-C、HDL-C 均较其余 220 例不嗜酒者明显升高。不饮酒的健康志愿者进食高蛋白、低脂肪，并用酒代替等热量碳水化合物的膳食，无论其中蛋白质和脂肪的比例如何，尽管志愿者血中酒精含量仍保持在法定中毒量以下，但肝内 TG 含量可增加 3 ~ 14 倍，其中最早可于第 2 天出现。由此可见，膳食中如果经常有一部分热量来自酒精，即使食物中其他成分比例适宜，酒精仍会影响脂质代谢。这是由于酒精除提供更多热量外，还可以刺激脂肪组织释放脂肪酸，使肝脏合成 VLDL 增加，而 VLDL 是合成 TG 的前提，如果在饮酒的同时摄入脂肪，则这种现象会更加明显。因此，长期频繁饮用所谓"社交性"数量的酒精饮料，并同时摄入较多的脂肪，则血清 TG 会持续升高，体重将增加，从而使高甘油三酯血症的患者血清 TG 水平进一步恶化，所以限制酒精是控制高甘油三酯血症，尤其是高极低密度脂蛋白血症的首要治疗措施。

## 30 吸烟可引起血脂异常吗？

众所周知，吸烟有害健康，但吸烟对冠心病的危险强度如何直到最近才有研究答案，它仅略次于高血压，明显比糖尿病和肥胖更严重，出人意料。吸烟不但害己，也可害别人。

吸烟可对脂代谢产生多重影响，可以导致机体出现脂代谢异常。动物实验证明，吸烟可使大鼠血清 TC、脂肪酸、磷脂、TG 水平显著升高，LDL-C 和 VLDL-C 升高，而 HDL-C 水平降低。

吸烟对血脂的影响有以下几个方面。①升高总胆固醇水平，血清总胆固醇水平高可能与血中一氧化碳浓度有关；②降低 HDL-C，吸烟与血清 HDL-C 水平呈负相关，吸烟者的 HDL-C 与 TG 水平呈负相关；③升高血清 TG；④促进氧化修饰低密度脂蛋白生成：可能是一氧化碳增加了低密度脂蛋白被氧化修饰的敏感性，而氧化修饰后的氧化低密度脂蛋白是直接导致动脉粥样硬化的主要物质。

## 31 影响血脂水平的疾病有哪些？

影响血脂最明显的疾病如下。

（1）糖尿病：大部分糖尿病患者伴有继发性高脂血症，这是因为患糖尿病时，机体内胰岛素水平偏低，促使肝脏合成的 TG 和胆固醇增加，而分解血脂的能力减退，所以多数糖尿病患者会有血脂高。长期临床研究证实，通过调节糖尿病患者的异常血脂，可减少冠心病的发生。

（2）甲状腺疾病：甲状腺功能减退症患者一般会出现血 TG 水平增高。由于血浆中甲状腺激素含量不足，肝脏中胆固醇合成增加，引起血浆胆固醇升高。此外，甲状腺功能减退症患者往往都伴随体重增加。如果体重超过正常范围，那么肥胖也将成为血脂升高的原因。

（3）肾脏疾病：有研究报道，患肾病综合征时，高血脂发生率在70%以上。肾病综合征患者在尿蛋白量过多时，低蛋白血症刺激肝脏过度合成脂蛋白，并超过了从尿液中丢失的脂蛋白量，从而引起血脂升高。当尿蛋白量减少时，肝脏清除脂肪出现障碍，同样导致血脂升高。由于肝脏对脂肪的清除障碍与脂肪合成增加，慢性肾功能衰竭患者也可引起血脂增高。

（4）肝脏疾病：肝病也可引起血脂升高。肝脏作为人体的代谢中枢，既参与 TG 的代谢，也参与胆固醇的代谢，同时肝脏疾病伴发的异常脂蛋白血症也因肝脏疾病的种类不同而异。如脂肪肝、肝硬化或病毒性肝炎等所伴发的高脂血症就不同。

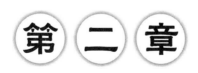

# 第二章

# 高脂血症的概念及临床特点

高脂血症是血脂异常的俗称，通常指血清中胆固醇和（或）甘油三酯升高。

低高密度脂蛋白血症也是常见的脂质代谢紊乱的表现形式。

高脂血症的主观症状不明显，主要是由客观检查发现。

原发性高脂血症是在排除了由于全身性疾病所致的继发性高脂血症后的血脂升高性疾病。

家族性高脂血症具有明显的遗传倾向，并具有家族聚集性。

## 32 高脂血症的概念是什么?

高脂血症是血脂异常的俗称,通常指血清中胆固醇和(或)甘油三酯(TG)升高,广义上也泛指包括低高密度脂蛋白血症在内的各种血脂异常。临床分为高胆固醇血症(单纯胆固醇升高)、高甘油三酯血症(单纯 TG 升高)、混合性高脂血症(胆固醇及 TG 均升高)、高低密度脂蛋白血症(单纯 LDL-C 升高)、低高密度脂蛋白血症(单纯 HDL-C 降低);超过或低于(如 HDL-C)正常参考值均可考虑血脂异常。

## 33 高脂血症有哪些临床表现?

高脂血症的主观症状不明显,主要是由客观检查发现,包括两大方面:①脂质在真皮内沉积所引起的黄色瘤;②脂质在血管内皮沉积所引起的动脉粥样硬化,产生冠心病和周围血管病等。高脂血症患者合并黄色瘤的发生率并不太高,并且动脉粥样硬化的发生和发展则需要相当长的时间,所以多数高脂血症患者并无任何症状和异常体征,高脂血症常常是在进行血液生化检验(测定血胆固醇和甘油三酯)时被发现的。

此外,高脂血症还可出现角膜弓和脂血症眼底改变。角膜弓又称老年环,若见于 40 岁以下者,则多伴有高脂血症,以家族性高胆固醇血症为多见,但特异性并不很强。高脂血症眼底改变是由于富含甘油三酯的大颗粒脂蛋白沉积在眼底小动脉上引起光散射所致,常常是严重的高甘油三酯血症并伴有乳糜微粒血症的特征表现。严重的高胆固醇血症尤其是纯合子家族性高胆固醇血症可出现游走性多关节炎,但多为自限性,并且这种情况较为罕见,严重的高甘油三酯血症还可引起急性胰腺炎。

## 34 什么是黄色瘤？

黄色瘤是脂质在皮肤或腱鞘中沉积引发的一类疾病，多继发于家族性或非家族性高脂血症。黄色瘤分为以下几型。

（1）皮疹型黄色瘤：表现为黄色丘疹，主要成分为甘油三酯，周围有红斑，发生于膝关节、臀部、背部及肩膀。当患者血中 TG 水平降低时，黄色瘤可随之消失。

（2）腱黄色瘤：在手掌腱膜、手背、膝腱、跟腱、足底腱膜以及腓骨腱、肘关节周围。沉积物位于肌纤维中，而不是在腱鞘上。

（3）结节性黄色瘤：主要表现为关节伸肌面柔软的皮下肿块，发病部位为手、肘、膝、臀。

（4）骨膜下黄色瘤及骨黄色瘤：脂质沉积在骨膜下，或取代了骨松质中的骨小梁形成溶骨性病变，出现骨皮质的骨膜或骨内膜的侵蚀性改变、病理性骨折以及血管闭塞引起的骨坏死。软骨下骨病变常常引起骨性结构强度变弱或塌陷。

## 35 什么是原发性高脂血症？

原发性高脂血症是在排除了由于全身性疾病所致的继发性高脂血症后的血脂升高性疾病。这是一类多因素所引起的疾病，是环境因素与遗传基因异常相互作用的结果。部分原发性高脂血症的病因已明确。引起原发性高脂血症的环境因素主要是饮食因素即高胆固醇和高饱和脂肪酸摄入以及热量过多引起的超重，其次包括生活方式如长时间静坐、吸烟等。已知可引起高脂血症的基因异常包括：低密度脂蛋白（LDL）受体突变，载脂蛋白（Apo）B100 缺陷，ApoE 突变，脂蛋白脂肪酶（LPL）和 Apo CⅢ异常等。

## 36 什么是继发性高脂血症?

继发性高脂血症是指由系统性疾病或药物所引起的血脂异常,可引起血脂升高的常见疾病包括甲状腺功能减退症、糖尿病、肾病综合征、肾功能衰竭、肝脏疾病、系统性红斑狼疮、糖原累积症、脂肪萎缩症、骨髓瘤、急性卟啉病等。此外,某些药物如利尿剂、β受体阻滞剂、糖皮质激素等也可引起继发性血脂升高。

## 37 世界卫生组织(WHO)如何对高脂蛋白血症分型?

WHO 修订的分类系统,高脂蛋白血症可分为 5 型。

Ⅰ型高脂蛋白血症:家族性高乳糜微粒(CM)血症(家族性高甘油三酯血症),血浆中 CM 增加,主要是甘油三酯(TG)升高,而总胆固醇(TC)可正常或轻度增加,较为罕见。

Ⅱa 型高脂蛋白血症:仅 LDL 增加,TC 升高,TG 正常,临床常见。

Ⅱb 型高脂蛋白血症:血浆中极低密度脂蛋白(VLDL)和 LDL 均增加,LDL-C > 3.65mmol/L(130mg/dl),TC 和 TG 均升高,临床常见。

Ⅱ型高脂蛋白血症,又称为家族性高胆固醇血症(家族性高β脂蛋白血症)。

Ⅲ型高脂蛋白血症又称家族性异常β脂蛋白血症,血浆中乳糜微粒残粒和 VLDL 残粒水平增加,TC 和 TG 均明显升高,很少见。

Ⅳ型高脂蛋白血症血浆中 VLDL 增加,血脂测定呈 TG 水平明显增高,TC 正常或偏高。

Ⅴ型高脂蛋白血症血浆中 CM 和 VLDL 水平均升高,血脂测定 TC 和 TG 均升高，但以 TG 升高为主。

## 38 高脂血症简易分型的方法如何？

为了避免 WHO 分型的复杂性，并从临床实际出发，有人提出高脂血症简易分型的方法，见下表。

**高脂血症简易分型方法**

| 分型 | TC | TG | 相当于 WHO 表型* |
|------|-----|-----|------------------|
| 高胆固醇血症 | ↑ | ↑ | Ⅱa |
| 高甘油三酯血症 | ↑ | ↑ | Ⅳ（Ⅰ） |
| 混合型高脂血症 | ↑↑ | ↑↑ | Ⅱb（Ⅱ、Ⅳ、Ⅴ） |

## 39 什么是家族性高脂血症？

家族性高脂血症具有明显的遗传倾向，并具有家族聚集性，有些家族性高脂血症的遗传基因缺陷已基本清楚，而多数家族性高脂血症的基因缺陷尚不清楚。

## 40 家族性高胆固醇血症有哪些临床特征？

家族性高胆固醇血症（FH）是一种常染色体显性遗传性疾病，是由于细胞膜表面的 LDL 受体缺如或异常，导致体内 LDL 代谢异常，造成血浆 TC 水平和 LDL-C 水平明显升高，临床上常有多部位黄色瘤和早发冠心病。

在男性杂合子型 FH 患者，30～40 岁时便可患有冠心病。预期 23% 男性患者在 50 岁以前死于冠心病，50% 以上的男性患者在 60 岁时已有明显的冠心病症状。而在女性杂合子 FH 患者虽也易患冠心病，但发生冠心病的年龄较男性患者晚 10 年左右。

纯合子 FH 患者是由于从其父母各遗传获得一个异常的 LDL 受体基因，患者体内几乎没有有功能的 LDL 受体（这种受体是体内胆固醇排泄的主要途径），因而造成患者血浆胆固醇水平较正常人高出 6 ~ 8 倍。常较早发生动脉粥样硬化，多在 10 岁时就出现冠心病的临床症状和体征，如得不到有效的治疗，这些患者往往难活以到 30 岁。

准确测定血浆胆固醇和甘油三酯浓度是临床上常规诊断 FH 的实用方法。如果患者为单纯性高胆固醇血症，且血浆胆固醇浓度超过 9.1mmol/L（350mg/dl），诊断 FH 不难。若同时发现其他表现则更支持 FH 的诊断，这些表现包括患者或其第一级亲属（直系亲属）中有肌腱黄色瘤，第一代亲属中有高胆固醇血症者，患者家庭成员中有儿童期就被检出有高胆固醇血症者。对于杂合子 FH，血浆胆固醇浓度为 6.5 ~ 9.1mmol/L（250 ~ 350mg/dl），若同时有上述其他特征之一者，则亦可做出 FH 的诊断。

## 41 什么是家族性载脂蛋白 B100 缺陷症？

家族性载脂蛋白（Apo）B100 缺陷症（FDB）是 1986 年新发现的一种家族性高脂血症，由于 ApoB100 中 3500 位上的精氨酸（Arg）被谷氨酰胺（Gln）所置换（Arg3500→Gln），造成含有这种缺陷 ApoB100 的 LDL 与受体结合障碍（而其受体是体内代谢 LDL 的主要途径）。后来发现 ApoB100 分子中其他位点的氨基酸也可发生置换，也可以影响 ApoB100 与受体结合的功能。

FDB 所引起的血脂异常以及合并冠心病的危险性与 FH 相类似。60 岁前发生冠心病者大约占 1/3。肌腱黄色瘤发病率 38%，脂质角膜弓发病率 28%，颈动脉粥样硬化斑块发病率 48%。大多数 FDB 者若伴周围血管疾病则常合并有高血压。

## 42 如何诊断与鉴别家族性混合型高脂血症?

由于迄今尚无确切的实验室方法来确诊家族性混合型高脂血症（FCH），所以 FCH 的鉴别诊断很重要。在排除继发性高脂血症后，需要考虑鉴别诊断的疾病有：家族性高甘油三酯血症（FHTG）、家族性异常 β 脂蛋白血症（FD）和家族性高胆固醇血症（FH）。

（1）家族性甘油三酯血症：FCH 过多产生的是正常或小颗粒的 VLDL，而 FHTG 是过多产生大颗粒的富含甘油三酯的 VLDL，表现为单纯性血浆甘油三酯升高，分类为Ⅳ型或Ⅴ型高脂血症。其特点是，家庭成员中早发性冠心病的危险性并无明显增加。

（2）家族性异常 β 脂蛋白血症：FD 表现为血浆胆固醇和甘油三酯水平同时升高，主要是由于 VLDL 浓度增加所致。所以，FD 与 FCH 的鉴别有时是非常困难的。但 FD 患者常伴随肘关节或膝关节处结节性黄色瘤或掌黄色瘤，并有特征性的生化改变。此外，ApoE 基因变异对诊断 FD 很有帮助。

（3）家族性高胆固醇血症：虽然 FH 主要表现为血浆胆固醇浓度明显增加，但有时亦可伴有轻度的高甘油三酯血症，表现为Ⅱb 型高脂蛋白血症。FH 患者常有各种黄色瘤，尤其是出现于跟腱、伸肌腱、膝和肘关节等部位的黄色瘤，具有诊断价值。而 FCH 者则多无黄色瘤，LDL 受体的功能是正常的。此外，FCH 者发生高脂血症的年龄较晚，而 FH 者则较早，曾有报道 FH 在 1 岁前就发生高胆固醇血症者。

FCH 的血脂异常特点通常是血浆胆固醇和甘油三酯均有升高，故其分型类似于Ⅱb 型高脂蛋白血症。诊断 FCH 时，必须了解家族史，并注意排除继发性高脂血症。

FCH 诊断要点如下：①第一代亲属中有多种类型高脂蛋白血

症的患者；②有早发性冠心病的家族史；③血浆 ApoB 水平增高；④第一代亲属中无黄色瘤检出；⑤家族成员中 20 岁以下者可无高脂血症患者；⑥表现为 Ⅱa、Ⅱb、Ⅳ 或 Ⅴ 型高脂血症；⑦LDL-C/ApoB 比例变低；⑧HDL2-C 水平降低。通常认为，只要存在①、②和③点就足以诊断 FCH。

## 43 如何评价儿童和青少年血脂检查？

是否对儿童和青少年（12～19 岁）进行普遍性胆固醇筛查，由于可能存在导致调脂药物过度使用问题，故目前尚存在争议。美国儿科学会和 NCEP 赞同在儿童和青少年（12～19 岁）中依据阳性家族史和其他动脉粥样硬化危险因素进行选择性胆固醇筛查策略。按照 NCEP 儿科指南，对于 TC ＜170mg/dl（＜4.4mmol/L）儿童，应进行饮食方面教育，并于 5 年后复查血脂。如起始 TC 在170～199mg/dl（4.4～5.1mmol/L），应予复查并取均值。若平均水平 TC ＞199mg/dl，应进行完整空腹脂蛋白分析。NCEP 制定了这个特殊群体的血脂异常标准，见下表。

NCEP 关于儿童和青少年（12～19 岁）的血脂异常判定标准

| 脂 质 | 标准值 mmol/L（mg/dl） |
| --- | --- |
| TC | |
| 高 | ≥5.2（≥200） |
| 边缘性升高 | 4.4～5.1（170～199） |
| 合适 | ＜4.4（170） |
| LDL-C | |
| 高 | ≥3.4（≥130）* |
| 边缘性升高 | 2.8～3.3（110～129） |
| 合适 | ＜100（＜2.8） |

续表

| 脂　质 | 标准值 mmol/L （mg/dl） |
|---|---|
| HDL-C | |
| 低 | <0.9 （35） |
| TG | |
| 很高# | >1.7 （>150） |
| 中度升高 | 男性: 接近1.4 （120） |
| | 女性: 接近1.5 （130） |

注：* 接近青春前期儿童90% ~95% 百分数

　　# 儿科患者，TG > 2.3mmol/L （ > 200mg/dl） 常与肥胖有关，TG > 5.6mmol/L （ > 500mg/dl） 通常与基因异常有关

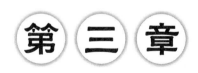

# 血脂异常与冠心病密切相关的临床依据

许多资料研究证实，胆固醇是冠心病发病的最重要危险因素，降低 TC 尤其是 LDL-C 可以明显降低冠心病的发病率和死亡率。

升高 HDL-C 可延缓粥样硬化的进展，减少冠心病的主要事件，但临床试验报道不多。

已有研究表明，非他汀类药物能够进一步降低胆固醇水平，显著减少心血管事件发生。

TG 对冠心病的危险性与低 HDL 和高 LDL 水平有较强的协同作用。

HOPE-3 研究证实在无心血管疾病的中危人群中应用他汀治疗可以显著降低主要心血管事件，为他汀一级预防 AS-CVD 再添佐证。

**44** 证实胆固醇与冠心病发病密切相关的资料有哪些?

资料研究证实,胆固醇是冠状动脉粥样硬化性心脏病(简称冠心病,CHD)发病最重要的危险因素,其主要研究如下。

(1)早期的动物实验表明,对兔喂饲高胆固醇食物可在短时间内诱发动脉粥样硬化,并引起心肌缺血和心肌梗死。

(2)基因研究结果表明,LDL 受体或载脂蛋白基因突变或缺失,可引起严重的血浆胆固醇升高,伴随严重的动脉粥样硬化。

(3)临床研究结果亦观察到,重度血浆胆固醇浓度升高的患者如纯合子型家族性高胆固醇血症可在青少年时期就出现严重的冠状动脉粥样硬化,反复发生心肌梗死。

(4)临床流行病学资料亦一致证明,人群中血浆胆固醇水平与冠心病发病和死亡率呈明显正相关。

(5)药物临床试验亦证明,积极降低血浆胆固醇浓度无论是对已患冠心病还是对无冠心病者都可预防冠脉事件(急性心肌梗死、心绞痛发作、冠脉猝死)的发生,并能明显降低冠心病患者的死亡率和致残率。

(6)动物实验证实,降低血浆胆固醇可使动脉粥样斑块消退。临床研究采用定量冠脉造影分析法观察到,积极降脂治疗可使因动脉粥样硬化造成的冠脉管腔狭窄进展延缓或逆转。

**45** 证实胆固醇与冠心病关系的重要流行病学研究有哪些?

证实胆固醇与冠心病关系的重要流行病学研究主要有以下

几项。

（1）"七国研究"为一项规模大并且设计严密的跨国流行病学研究，其中对美国、荷兰、芬兰、希腊、日本、意大利与南斯拉夫共七国 16 个地区内的 12 763 例 40～59 岁的男性进行为期 10 年的调查，结果表明人群中血浆总胆固醇（TC）水平对冠心病死亡率的影响十分显著。

（2）"美国弗莱明汉心脏研究"将弗莱明汉全镇 28 000 居民中的 30～60 岁的 5209 例作为研究对象，每 2 年将对有关心血管病的相关检测项目复查一次。旨在探讨遗传与环境因素对冠心病的影响以及二者之间的作用。通过 30 年的追踪观察证实，血浆TC 高于 7.8mmol/L（300mg/dl）者中，90% 的患者可发生冠心病，有心肌梗死史的男性平均血浆总胆固醇达 6.3mmol/L（244mg/dl），绝大多数患者血浆总胆固醇为 5.2～7.0mmol/L（200～270mg/dl）。

（3）"多危险因素干预试验（MRFIT）"对 356 222 例男性进行为期 6 年的研究，结果表明冠心病死亡的危险随年龄与血总胆固醇两者增高而进行性增高，其血浆胆固醇水平与发生冠心病的危险构成连续的曲线。即使血总胆固醇水平低于 5.2mmol/L（200mg/dl）者，冠心病的危险仍随血总胆固醇水平上升而轻度增高；只是血总胆固醇超过 5.2mmol/L（200mg/dl）以后，冠心病发生的危险随总胆固醇的增高而更为明显。

（4）美国一项涉及 6000～13 000 例 20～74 岁成人的有关血脂状态分阶段的全国性大型调查研究，观察到人群血 TC 含量下降 1% 则冠心病危险下降 2%。根据包括中国在内的 17 个国家的血 TC 水平与冠心病死亡率相关性的研究，亦证实两者存在密切的相关关系，即凡血 TC 平均水平升高者，冠心病死亡率亦高。此外，上海一组 35～65 岁的 9021 例研究对象平均随访 8～13 年观察研究，也证明基线时血总胆固醇水平与冠心病死亡呈正相关，血清总胆固醇每升高 10%（0.47mmol/L），死亡危险增加 23%，只要 TC > 3.51mmol/L（135mg/dl）就可以观察到这种现象。

### 46 证实降低血浆胆固醇能减少冠心病发病率和死亡率的临床试验有哪些？

大规模的流行病学研究确证了冠心病死亡率和血浆胆固醇水平存在直接关系。自 20 世纪 80 年代以来，欧美国家不断地进行大规模、多中心、随机双盲前瞻性临床研究，目的是观察降低胆固醇水平对动脉粥样硬化的发展、冠心病缺血事件、中风的发生、降低总死亡率以及改善生存质量有何益处。

（1）一级预防试验（1995 年公布的西苏格兰冠心病预防研究）：西苏格兰冠心病预防研究（WSCPS）是一个冠心病一级预防试验（冠心病一级预防试验是指对目前尚不是冠心病但是冠心病的高危人群开展的预防冠心病发生的临床试验）。6595 例无冠心病但有中度高胆固醇血症（4.0 mmol/L ≤ LDL-C ≤ 6.0mmol/L）的男性服用普伐他汀（pravastatin）40mg/d 和安慰剂，随访 5 年。结果显示普伐他汀可降低胆固醇水平 20% 及 LDL-C 水平 26%，降低冠状动脉事件（非致死性心梗和死亡）31%，降低冠心病的死亡率 33%，使总死亡率降低 22%。研究结果表明高胆固醇血症的对象无论基线血脂如何，若不降低总胆固醇及 LDL-C 水平，冠心病事件发生的危险不会减少，服用普伐他汀使 LDL 水平下降 24%，已足够产生充分的益处。

（2）二级预防试验：北欧辛伐他汀生存研究（4S），这是首个他汀类用于二级预防的随机、双盲、安慰剂对照大型临床研究（冠心病的二级预防试验是指已患有冠心病，预防冠心病的并发症发生的临床试验），对 4444 例具有心肌梗死和（或）心绞痛的

TC 水平在轻至中度升高（5.5～8.0mmol/L）的患者分别给予辛伐他汀 20～40mg/d 或安慰剂治疗，以达到 TC 为 3.0～5.2mmol/L 的目标水平，平均随访 5.4 年。结果显示辛伐他汀可使 TC、LDL-C 分别下降 25% 和 35%，升高 HDL-C 8%，同时降低冠心病死亡（-42%）和总死亡（-30%）的危险性，服用辛伐汀使生活质量更佳，可分别降低中风、下肢动脉硬化性血管闭塞、心绞痛、心肌梗死、冠脉介入治疗术（PTCA）/冠脉搭桥术（CABG）及因冠心病住院的发生率 28%、38%、26%、37%、37% 及 34%。

胆固醇和心肌梗死后再发事件研究（CARE）的目的是明确只具有平均血清胆固醇水平的冠心病患者，降低胆固醇对冠心病事件的影响。这个问题很重要，因为一部分冠心病患者的胆固醇水平像普通人一样处于平均水平。这是一项为期 5 年的双盲、随机及安慰剂对照的前瞻性临床研究，共入选 4159 例具有心肌梗死病史，血清 TC < 6.24mmol/L（平均为 5.60mmol/L），LDL-C 为 3.14～4.61mmol/L（平均为 3.61mmol/L）。研究分别给予患者普伐他汀 40mg/d 或安慰剂治疗，研究基本评价终点为致死性冠心病事件或非致死性心肌梗死。结果显示普伐他汀可使致死性冠心病和非致死性心肌梗死的危险性下降 24%，使需要 PTCA/CABG 的危险性下降了 27%；当 LDL 的基础水平为 2.28mmol/L，普伐他汀与安慰剂相比对冠心病事件无影响，该试验表明对心梗后患者进行降低胆固醇治疗，能显著减少心血管病事件的发生，这表明对血清胆固醇处于平均水平的心梗患者（这个人群包括了大多数的心梗存活者）进行降脂治疗可显著减少冠心病事件发生率，更表明了降胆固醇的重要性。

普伐他汀对缺血疾病长期干预研究（LIPID）也是一项双盲、随机、安慰剂对照及多中心的临床研究，并设定中风为评价终点之一，历时 5 年，共有 9014 例既往有心肌梗死或心绞痛病史的患者入选，血胆固醇水平为 4.03 ~ 7.04mmol/L，服用普伐他汀 40mg/d，为正常血胆固醇冠心病患者群进行的规模最大历时最久的冠心病二级预防临床研究。结果显示心肌梗死复发降低 29%，冠心病死亡率和总死亡率分别降低 24% 和 23%，中风降低 20%，其意义同 CARE 研究。

## 47 支持血浆 HDL-C 低下是冠心病的重要危险因素依据有哪些？

通过对男性冠心病患者的血浆脂质紊乱表型的频率分布进行分析，发现 75% 的冠心病患者有血浆脂质的异常，其中血浆 HDL-C 水平低下（< 0.09mmol/L）者占 36%。通过对一组年龄 <60 岁的人群进行分析，发现无冠心病组中仅 9% 表现为血浆 HDL-C 水平低下；而冠心病组则 36% 有 HDL-C 水平低下，其中一半表现为单纯性 HDL-C 水平低。这些结果提示，在冠心患者群中，血浆 HDL-C 水平低下的发生率明显高于普通人群。

还有研究报道，早发冠心病患者的血浆脂质异常的发生频率明显高于对照者（73.5% vs 38.2%），其中低 HDL-C 血症者占 39.2%。这些患者中 54% 有血脂异常的家族史，亦有人对无任何动脉粥样硬化危险因素（如吸烟、高血压、糖尿病等）的心肌梗死患者进行研究，这些患者血脂基本正常，发现急性心肌梗死 90 天后稳定期的血浆 HDL-C 水平比正常对照者低 18.2%，提示血浆 HDL-C 水平降低可能是危险因素。

日本一项前瞻性研究表明，即使在 TC 水平正常的人群中，血浆 HDL-C 水平也与冠心病的发生呈负相关。他们观察到血浆 HDL-C 水平 <1.24mmol/L 者患冠心病的危险性较血浆 HDL-C 水平 ≥1.66mmol/L 者高 3 ~ 4 倍。

## 48  如何证实 HDL-C 具有抗动脉粥样硬化作用?

证实 HDL-C 具有抗动脉粥样硬化作用主要通过基础研究和临床试验两方面:

一方面, 基础研究表明, HDL-C 具有广泛的抗动脉粥样硬化作用, 表现为促进细胞内胆固醇外流, 介导抗炎、抗氧化和抗血栓效应, 其中胆固醇逆向转运（RCT）是 HDL-C 发挥抗动脉粥样硬化的主要机制, 胆固醇通过这个过程从外周组织移出至肝脏通过胆管再经肠道排到体外。此外, HDL-C 还可改善内皮功能, 从而具有抗动脉粥样硬化病理发生的作用。利用转基因技术制作 ApoAI 转基因大鼠和家兔, 并喂饲高胆固醇饮食, 结果发现, 与对照组比较, 动脉粥样硬化病变减少 95%。由于 ApoAI 是 HDL-C 的主要蛋白, 因此 ApoAI 转基因动物可用来研究 HDL 的作用。另一方面, 临床研究显示, 对急性冠脉综合征患者直接输入重组 ApoAI 磷脂脂质体, 并且采用血管内超声评价, 发现冠脉斑块发生迅速而明显的消退。

## 49  HDL-C 与冠心病的关系如何?

大量的临床流行病学研究均发现 HDL-C 与冠心病呈负相关。无论 LDL 水平如何, HDL 水平越低, 危险性越大, 故 HDL-C 水平低下是冠心病的主要危险因素。

冠心病患者体内 HDL-C 水平常相对较低。费明汉研究表明 70% 男性冠心病患者存在低 HDL 血症。一项对 1300 例心肌梗死幸存者的研究表明, 对于青年人（30～39 岁）发生心肌梗死, 高 LDL-C 是明确的重要危险因素, 而对于 60 岁以上的老年人, 则低 HDL-C 更为重要。与对照组比较, 发生心肌梗死者 HDL-C 平均降低约 0.39mmol/L（15mg/dl）。通过对 4951 例男性患者随访 10 年的分析表明，HDL-C < 0.91mmol/L（35mg/d）患者的冠心病危险性是 HDL-C≥0.91mmol/L 患者的 4 倍。这种费明汉研究也证实 CHD 与 HDL-C 呈负相关关系，该研究显示无论 LDL-C 水平如何，低 HDL-C 与心血管病发生和死亡率的增加存在明确的预后关系，并证实 HDL-C < 0.91mmol/L 的个体冠脉事件危险是 HDL-C > 1.68mmol/L（65mg/dl）者的 8 倍。

费明汉心脏研究、脂质与临床病死率追踪研究、冠状动脉一级预防试验和 MRFIT 这四个规模较大的研究一致表明，不论是男性或女性人群，血浆 HDL-C 水平每升高 0.03mmol/L（1mg/dl），冠心病的危险性即降低 2%～3%。

糖尿病和代谢综合征的血脂谱表现呈高甘油三酯血症，低 HDL-C 血症和小而密 LDL 升高，称为脂质三联症，即致动脉粥样硬化血脂谱，其中低 HDL-C 作为脂质三联症的重要组成部分在动脉粥样硬化的发生发展过程中起重要作用。

有关升高 HDL-C 治疗的临床试验报道为数尚不多，但其结果均支持升高 HDL-C 可延缓粥样硬化的进展，减少冠心病的主要事件。美国退伍军人管理局 HDL-C 干预试验（VA-HIT）是以低 HDL-C 水平为主要血脂异常类型的冠心病患者为研究对象，其目的是观察应用药物升高 HDL-C 和降低 TG 是否能减少冠心病事件的发生率。2531 例受试者均为男性，平均年龄 64 岁，平均 TC 4.5mmol/L（LDL-C 2.9mmol/L），TG 1.8mmol/L，HDL-C 0.8mmol/L。采用随机、双盲、安慰剂对照试验方法，治疗组服用吉非贝齐（1200mg/d），追踪观察 5 年。结果表明，吉非贝齐治疗后 TG 降低 31%，HDL-C 升高 6%，LDL-C 无明显变化；非致死性心肌梗死或冠心病死亡（一级终点）发生的相对危险下降 22%；同时伴中风发生的危险性下降；但总死亡的危险性下降（11%）无显著性意义；且无自杀、癌症死亡的危险性增加。

## 50 有无非他汀类药物降低胆固醇的佐证?

尽管目前 LDL-C 降低与冠心病风险降低呈线性关系,但非他汀类降低胆固醇是否能减少心血管事件证据较少。

进一步降低终点事件:依折麦布辛伐他汀疗效国际试验(IMPROVE-IT)研究显示,在他汀类的基础上联合使用非他汀类药物——胆固醇吸收抑制剂依折麦布,与单用他汀类药物相比,能够进一步降低胆固醇水平,显著减少终点事件,包括心血管死亡、主要冠脉事件或非致死性卒中。

2016 年 ACC 年会公布的应用一种 PCSK－9 抑制剂治疗不能耐受他汀类患者的达标研究－3(GAUSS－3 研究)表明,对于因肌肉症状不能耐受他汀类治疗的患者,应用非他汀类降脂药物前蛋白转化酶枯草溶菌素 9(PCSK－9)抑制剂依伏库单抗治疗的降 LDL-C 作用显著优于依折麦布。2017 年 ACC 年会公布的 FOURIER 研究结果显示,在中位数 26 个月间,在他汀类或"他汀类＋依折麦布"的基础上,依伏库单抗可使 LDL-C 水平从中位数 92mg/dl 进一步降至 30mg/dl,降幅达 62mg/dl,在他汀类治疗基础上,依伏库单抗进一步降低 15% 的主要复合终点(心血管死亡、心肌梗死、因不稳定型心绞痛住院、卒中或冠状动脉血运重建)事件,降低 20% 的关键二级终点事件(心血管死亡、心肌梗死和脑卒中)。此外,ODYSSEY 长期研究显示,已经接受最大剂量他汀类但 LDL-C 仍不达标的家族性高胆固醇血症患者或心血管事件高危患者,使用阿利库单抗每 2 周 150mg 皮下注射共 78 周,LDL-C 降幅达 52%。数据分析显示,阿利库单抗组主要不良心血管事件(冠心病所致死亡、非致死性心肌梗死、致死或非致死性缺血性卒中或需住院的不稳定型心绞痛)发生率显著低于安慰剂组。这些研究均提示,PCSK－9 抑制剂降低胆固醇带来的获益与他汀类一致,同样佐证了胆固醇学说。

## 51 甘油三酯与冠心病关系如何？

血清 TG 与冠心病的关系，学术界一直有争议。但在 1987 年 "Stockhom" 前瞻性研究发现空腹 TG 水平增高是心肌梗死的"独立"危险因子。TG 对冠心病的危险性与 HDL 降低和 LDL 升高的水平有较强的协同作用。当 HDL 降低、LDL 升高时，发生冠心病的危险取决于 TG 的水平。1985 年美国国立卫生研究所提出：TG 在 2.8mmol/L 为正常；在 2.8 ～ 5.6mmol/L 为临界值；> 5.6mmol/L 为高甘油三酯血症，且往往伴有 VLDL 的升高。目前认为高水平 TG 致冠心病的主要机理是：①大部分空腹 TG 是与 VLDL 一起循环，而一些 VLDL 微粒易被巨噬细胞和内皮细胞吞噬，直接参与动脉粥样硬化的形成；②血液中 TG 水平高时，凝血因子XII和因子X的活性增高，在某种程度上促使冠状动脉内血栓形成；③富含 TG 的颗粒可影响 HDL 代谢和功能，TG 水平高的患者其内源性 TG 合成增加可能触发 TC 和载脂蛋白由 HDL 向 VLDL 转移增加，引起脂质和载脂蛋白的分布异常；④TG 水平高时 LDL 和 HDL 颗粒缩小，LDL 变小，其致粥样硬化作用变强；HDL 从血流清除较快，故将胆固醇从周围组织转运到肝内的保护作用减弱。

## 52 脂蛋白 a 与冠心病关系如何？

越来越多的证据表明 Lp（a）是冠心病发生的一种独立危险因素。国外最近研究发现，Lp（a）水平 >30mg/dl 人群患冠心病的危险性是小于此值人群的 1.75 倍。对这些 Lp（a）水平 > 30mg/dl 的患者进行动脉血管造影术发现，冠状动脉的评分等级增加 58%。在我国进行的两项试验研究中发现，Lp（a）>

250mg/dl 组冠心病的发病率明显高于 Lp（a）正常组。据阜外医院报道，冠心病各种临床类型的 Lp（a）均显著高于正常组，心肌梗死患者中在急性期高于陈旧性者；在心绞痛患者中，劳力型高于自发型。Lp（a）的水平还与冠状动脉的狭窄程度明显相关，血清中 Lp（a）浓度越高，冠脉狭窄的积分越高，即冠脉的病变程度越重。由此可见 Lp（a）不仅是不依赖血脂的冠心病独立危险因素，而且在一定程度上还是动脉粥样硬化程度的预报因子。

## 53 老年人血脂水平与冠心病关系如何？

老年人与中青年一样，TC、LDL-C 水平反映心血管疾病危险程度。多个大型临床研究的亚组分析显示，相比非老年人，老年人血脂异常发病率更高，危害更大。2008 年，西班牙的一项前瞻性研究（PREV-ICTUS），纳入 6010 例老年人（平均年龄 71.7 岁），依血脂成分和水平分为 8 组，评价老年人血脂异常与心血管危险的关系。结果显示，老年人高 LDL-C、低 HDL-C、高 TG 血症及复合型血脂异常（2~3 种血脂异常）的发生率分别为 78.1%、23.3%、35.7% 和 40.3%。同血脂正常组相比，低 HDL-C 组、高 LDL-C 组、高 LDL-C + 低 HDL-C 组、高 LDL-C + 高 TG 血症组及血脂 3 项异常组的心血管危险比值比（OR）分别为 2.07、4.09、6.41、5.33 和 7.59。与单纯高 LDL-C 组相比，高 LDL-C + 低 HDL-C、高 LDL-C + 高 TG、高 LDL-C + 高 TG + 低 HDL-C 组心血管疾病危险的比值比（OR）分别为 1.57、1.30 和 1.86（注：OR 值越高，心血管病风险越大）。可见，老年人高 LDL-C 血症发病率极高，心血管危险升高 4 倍，低 HDL-C 血症时心血管危险升高 1 倍，单纯高 TG 血症并未显著增加危险。若高 LDL-C + 低 HDL-C 或高 LDL-C + 高 TG 血症时，心血管危险显著高于单纯高 LDL-C 血症，当 3 项血脂指标异常时，心血管危险达到最大。

老年收缩期高血压试验（SHEP 研究）对象平均年龄为 72 岁，随访 4.5 年，基础水平 TC、非 HDL-C、LDL-C、TC/HDL-C、非 HDL-C/HDL-C 及 LDL-C/HDL-C 升高，心血管危险增加30% ~ 35%。

近年有报道，70 岁以上老年人血脂异常与心血管病间的关联程度减弱，80 岁后甚至反转，推测老年人 TC 水平与死亡率之间可能存在 U 型曲线关系。一项 4066 例老年人血脂与心血管预后的研究显示，TC 最低（＜160mg/dl，即 4.16mmol/L）组冠心病死亡率最高，TC 升高组的冠心病死亡率最低，但当调控总体健康状况的参数（血清铁、血浆白蛋白）后，TC 升高仍然是心血管死亡的强预测因子。另外，低 TC 组贫血、低 HDL-C 血症的发病率高，必然对预后有所影响。目前，可以用逆流行病学现象来解释 TC 与心血管死亡间关系的矛盾现象，低 TC 血症与心血管不良预后间是一种并行关系，而非因果关系。老年人的各种慢性、消耗性疾病进程中，如终末期肾脏病、肝脏疾病、恶性肿瘤或长期卧床、严重营养不良时，常常合并低 TC、低钠、低蛋白血症、贫血等，全身情况恶化并伴多脏器功能损伤、衰竭，预示死亡危险增加，此时的低 TC 作为反映全身状况恶化的一项指标，与生存时间呈正相关。另一项研究也证实，65 ~ 95 岁老年人病死率随 TC 降低而增加，但低 TC 并非不良预后的始动因子或病因，而是一种结果或并行现象。冠心病是充血性心力衰竭最常见的病因，随着心力衰竭病程进展，多数患者出现不同程度的低 TC 血症，而调控营养不良的其他指标，如血浆白蛋白、血红蛋白、血清铁蛋白、血钠后，无论老年还是非老年人，TC 和 LDL-C 仍然与心血管危险呈显著正相关。

与中青年人一样，HDL-C 对老年人也具有保护作用。2152 例老年人（平均年龄为 80 岁）中，HDL-C 每降低 10mg/dl

（0.26mmol/L），新发冠心病危险增加 70%～95%。PROSPER 研究中，基础 HDL-C 与一级终点呈负相关，他汀类药物治疗收益主要来自基础 HDL-C 水平低的患者 ［＜1.1mmol/L（43mg/dl）］。AMORIS 研究入选 175 553 例患者，ApoB 和 ApoB/ApoAⅠ升高的个体，急性致命性心肌梗死危险显著增加。而 HDL-C 和其 HDL-C 含 ApoAⅠ，即使对于年龄大于 70 岁的老年人，仍具有心血管保护作用。

无论老年人还是非老年人，只有当 TG＞5.0mmol/L 时，心血管及其他危险才显现出来，一方面增加胰腺炎危险，另一方面，若合并 LDL-C 升高，则心血管事件和死亡的危险数倍增加。此时，即使他汀类药物使 LDL-C 达标，但心血管残余风险仍居高不下，完全或部分抵消了他汀类药物的收益。一些前瞻性研究报道，无论老年人还是中青年人，高 TG 与冠心病危险间存在着中等强度的相关性。一项 708 例平均年龄为 82 岁老年冠心病的前瞻性研究，平均随访 3.4 年，多因素分析显示，年龄、吸烟、糖尿病、TC、HDL-C、TG 与血管事件相关。

## 54 血脂领域研究最新证据如何？

血脂异常尤其是高胆固醇血症是最为重要的心血管病危险因素之一，他汀类药物是当前治疗动脉粥样硬化性心血管疾病（ASCVD）的基础药物，其依据是它强效的降低血浆 LDL-C 水平，以及对心血管疾病的一级预防（尚未发生心血管病，预防心血管病发生）和二级预防（已经发生了心血管疾病预防其并发症的发生）方面获益的大量循证医学证据。目前临床上主要的缺陷是，当使用最大可耐受剂量的他汀类药物时，患者胆固醇水平仍不能达标，并且部分患者还存在相当高的心血管疾病风险，尤其是高甘油三酯、低高密度脂蛋白胆固醇水平的人群。

近年来，旨在探索在他汀类药物治疗基础上联合非他汀类药物，进一步降低血浆 LDL-C 和 TG 水平，或升高 LDL-C 水平的一系列临床研究层出不穷，其目的是观察其是否能进一步降低心血管风险。这些试验对于临床血脂的管理具有积极的启示作用。

ASCVD 一级预防的证据——心脏结局预防评估 - 3 研究（HOPE - 3 研究）。

胆固醇治疗试验协作组开展的一项纳入 14 项他汀类随机对照研究、90 056 例受试者的荟萃分析证实，LDL-C 每降低 1mmol/L，心血管风险显著降低 23%，LDL-C 降低与冠心病风险的降低成线性量化相关性。胆固醇学说奠定了他汀类药物在 ASCVD 二级预防中的重要地位，但他汀类能否用于中危人群（主要心血管事件发生率 1% 左右）的心血管疾病一级预防始终存在争议。

2016 年美国心脏病学院（ACC）年会公布的 HOPE - 3 血脂分支研究纳入了 21 个国家的 12 705 例患者，平均随访 5.6 年。结果显示，瑞舒伐他汀治疗组与安慰剂组相比，平均 LDL-C 水平下降了 26.5%，主要复合终点（心血管死亡、非致死性心肌梗死或非致死性卒中）累计发生率下降了 24%；亚组分析显示，他汀类获益不受下列临床因素的影响：是否同时接受降压方案治疗、基线 LDL-C 水平、基线 C 反应蛋白水平、基线血压、年龄、性别、人种，该试验显示在无心血管疾病的中危人群中应用瑞舒伐他汀治疗可以显著降低主要复合心血管终点事件发生率，该研究有利证实了在无心血管疾病的中危人群中应用他汀类降低胆固醇同样可以获益，为他汀类一级预防 ASCVD 再添佐证。

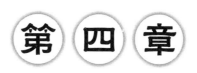

# 主要调脂药物及其临床应用注意事项

目前临床上常用的降脂药物胆酸螯合剂、烟酸类、他汀类、贝特类、鱼油制剂、胆固醇酯转运蛋白（CETP）抑制剂等。

他汀类药物的作用原理是抑制胆固醇合成的限速酶即HMG-CoA还原酶，从而抑制了胆固醇的合成，其是目前临床上应用最广泛的一类降脂药。

他汀类药物的降脂幅度与其剂量有关，呈"6S"原则。

他汀类药物还具有调脂以外的作用。

长期服用他汀类药物后无故退出他汀类药物治疗，可增加心血管事件的危险性。

单纯血浆甘油三酯（TG）升高者可选用鱼油制剂或贝特类调脂药物。

联合应用降脂药物主要应用于严重的高脂血症患者，要密切观察其副作用。

## 55 目前临床上有多少降血脂药物?

根据现有的资料,目前临床上降脂药物如下。

(1)胆酸螯合剂:这类药物也称为胆酸隔置剂。该类药物能阻止胆酸或胆固醇从肠道吸收,促进胆酸或胆固醇随粪便排出,引起肝细胞内游离胆固醇含量减少。此外,还可通过肝细胞的自身调节机制,反馈性上调肝细胞表面 LDL 受体表达,使肝细胞膜表面的 LDL 受体数目增多,活性增强,从而加速血浆 LDL 分解代谢,使血浆胆固醇和 LDL-C 浓度降低。该类药物对甘油三酯无降低作用甚或稍有升高,故仅适用于单纯高胆固醇血症,或与其他降脂药物合用治疗混合型高脂血症。

(2)烟酸及其衍生物:属 B 族维生素,当其用量超过作为维生素作用的剂量时,可有明显的降脂作用。烟酸的降脂作用机制尚不十分明确,可能与抑制脂肪组织中的脂肪降解和减少肝脏中极低密度脂蛋白(VLDL)合成和分泌有关。VLDL 合成的主要原料是游离脂肪酸,血浆中游离脂肪酸浓度受脂肪组织中脂解作用速度的影响。烟酸能抑制脂肪组织中以 cAMP(环磷酸腺苷)介导激活的激素敏感酶(甘油三酯水解酶)的活性,因而使脂肪组织中的脂解作用速度减慢,造成血浆中游离脂肪酸浓度下降,肝脏合成 VLDL 减少。此外,烟酸还能在辅酶 A 的作用下与甘氨酸合成烟尿酸,从而阻碍肝细胞利用辅酶 A 合成胆固醇。最后,烟酸还具有促进脂蛋白脂酶的活性,加速脂蛋白中甘油三酯的水解,因而其降 TG 的作用明显强于其降胆固醇的作用。烟酸既降低胆固醇又降低甘油三酯,同时还具有升高 HDL-C 的作用。该类药物的适用范围较广,可用于除纯合子型家族性高胆固醇血症及 I 型高脂蛋白血症以外的任何类型的高脂血症。

(3)三羟基三甲基戊二酰辅酶 A(HMG-CoA)还原酶抑制剂

（他汀类）：这类药物的作用原理是抑制细胞内胆固醇合成的限速酶即 HMG-CoA 还原酶，从而抑制了胆固醇的合成，它是目前临床上应用最广泛的一类降脂药，由于这类药物的英文名称均含有"statin"，故常简称为他汀类。自 1987 年第一个他汀药物即洛伐他汀（lovastatin）被批准用于治疗高脂血症以来，现已有 7 种他汀类药物可供临床选用。经过 10 余年的临床实践证实，这类药物具有明确的降脂作用，尤其是降低血浆胆固醇的作用显著，而副作用很少见。许多大规模的临床试验还证实，这类药物能显著降低冠心病患者的总死亡率，并在冠心病的一级预防和二级预防中发挥重要作用。他汀类降脂作用的机制是由于该类药物能抑制细胞内胆固醇合成早期阶段的限速酶即 HMG-CoA 还原酶，造成细胞内游离胆固醇减少，继而反馈性上调细胞表面 LDL 受体的表达，因而使细胞 LDL 受体数目增多并且活性增强，加速了循环血液中 VLDL 残粒（或 IDL）和 LDL 的清除。此外，该类药物还可抑制肝内 VLDL 的合成。这类药物降低 TC 和 LDL-C 作用较为明显，同时也降低 TG 和升高 HDL-C。故该类药物主要适应证为高胆固醇血症，对轻度、中度高甘油三酯血症也有一定的疗效。

（4）苯氧芳酸类或称贝特类：这类制剂能增强脂蛋白脂酶的活性，并且通过激活过氧化物体增生激活型受体 α（PPARα），从转录水平诱导脂蛋白脂酶表达，促进 VLDL、乳糜微粒、中间密度脂蛋白等富含 TG 的脂蛋白颗粒中 TG 成分的水解。此外，激活的 PPARα 抑制肝细胞载脂蛋白 CⅢ（ApoCⅢ）基因的转录，但不影响载脂蛋白 E（ApoE）的合成，使富含甘油三酯的脂蛋白中 ApoCⅢ／ApoE 比率下降，促进富含甘油三酯脂蛋白的有效清除。而且，贝特类还能减少肝脏中 VLDL 的合成与分泌。由于 VLDL 生成减少，同时富含 TG 的脂蛋白分解代谢速度增快，贝特类就能有效降低血浆中的 TG 水平。此外，贝特类可以降低餐后 TG 峰值浓度和曲线下面积，这与贝特类降低空腹 TG 水平，提高血浆和肌肉组织的脂蛋白脂酶活性有关。这类药物主要适应证为高 TG 血症或以甘油三酯升高为主的混合型高脂血症。

（5）鱼油制剂：为 ω-3 脂肪酸，主要含二十碳五烯酸（EPA）和二十二碳六烯酸（DHA），其降低血脂的作用机制尚不十分清楚，可能与抑制肝脏合成 VLDL 有关。鱼油制剂仅有轻度降低甘油三酯和稍升高 HDL-C 的作用，对 TC 和 LDL-C 无影响，主要适用于轻度高甘油三酯血症。

（6）胆固醇酯转运蛋白（CETP）抑制剂。

（7）其他降脂药：其他降脂药包括弹性酶、普罗布考、泛硫乙胺（pantethine）等，这些药物的降脂作用机制均不明确。

## 56 临床使用降脂药物的一般原则是什么？

临床上常根据血脂异常的表现选择用药，对于单纯高胆固醇血症，常首选他汀类药物。其他如消胆胺（考来烯胺）、丙丁酚（普罗布考）、弹性酶和烟酸也可应用。在混合型 Ⅱa 型高脂血症患者，首选他汀类药物；如果 LDL-C < 3.4mmol/L，合并低 HDL-C 血症，可使用贝特类；单纯高甘油三酯血症和 V 型高脂血症患者，贝特类治疗是第一选择。如在治疗严重高胆固醇血症和重度高甘油三酯血症时，一种药物不能达标的患者，可加用另一种药物。

血脂异常的治疗一般长期用药，对于冠心病及冠心病等危症和高危人群应坚持长期应用他汀类药物，除非有禁忌证或发生严重不良反应。药物使用 4～6 周后，降脂作用达峰值，如未达标，可增加剂量或联合用药。他汀类药物剂量增加，可使 TC 幅度降低 5%，LDL-C 降幅达 7%，达标后 3～6 个月复查血脂。长期维持用药时，每 6 个月至 1 年复查。如无不良反应，不必减量。迄今为止尚无明确的降脂阈值，一般至少要降至目标值以下。至于低到何种程度不再获益，目前正在研究中。根据心脏保护研究（HPS）在内的研究成果，他汀类药物对高危人群的降脂获益不存在年龄、性别差异，也没有基线胆固醇水平差别。此外，降脂药物要在调整生活方式基础上进行。

## 57 调脂药物的不良反应有哪些?

服用调脂药的不良反应常有消化系统、呼吸系统、神经系统反应等。如恶心、头晕等一般不严重，随着用药时间的延长可能减轻或消失，个别需要对症治疗或调整药物。受到关注的不良事件是肝脏转氨酶升高和肌病。降脂药物引起肌病发生率相似，单药治疗为 0.1% ~ 0.5%，联合治疗为 0.5% ~ 2.0%。

大多数人对他汀类药物的耐受性良好，造成肌病发生率约为 0.1%，且与剂量有关；出现转氨酶升高（≥正常上限的 3 倍），比例为 0.5% ~ 2.0%，且呈剂量依赖性。多为一过性，持续性升高的不超过 1.2%，导致停药的约为 0.7%，罕见的不良反应有横纹肌溶解症和免疫性疾病，肝功能衰竭极其罕见。没有确切证据显示他汀类药物会加重肝病。对于病毒性肝炎引起的慢性肝脏转氨酶升高患者，使用他汀类药物并未影响患者预后。脂肪肝合并高脂血症及转氨酶升高患者，他汀类药物治疗可降低转氨酶。对于服用他汀类药物引起转氨酶升高患者，减少剂量后，常可使转氨酶下降，当再次增加剂量或选用另一种他汀类药物时，转氨酶往往不再升高。

## 58 胆酸螯合剂临床应用情况如何?

胆酸螯合剂包括考来烯胺和考来替泊。

（1）考来烯胺（Cholestyramine）：又名消胆胺，每次 4 ~ 5g，

每天 3 次，每日总量不超过 24g。为了减少副作用，增加患者的耐受性，可从小剂量开始用药，1~3 个月内达最大耐受量。本类药物可使血浆 TC 水平降低 15%~20%，但对甘油三酯无作用。

血脂研究临床中心与 CHD 一级预防试验（LRC-CPPT）证实，考来烯胺（24g/d）可使原发性高胆固醇血症患者总胆固醇和 LDL-C 分别下降 13.4% 与 20.3%。平均服药治疗 7.4 年可使冠心病死亡危险性减少 24%，非致死性急性心肌梗死发生危险性下降 19%。

美国心肺血研究所的干预试验第二项研究（NHLBI）观察到，服用考来烯胺 24g/d，TC、LDL-C 与分别下降 17% 和 26%，HDL-C 升高 8%，并证实该药具有延缓冠状动脉粥样硬化病变发展的作用。

考来烯胺的主要副作用是消化道不良反应如恶心、厌食、便秘，大剂量时可致脂肪痢。该药具有异味，可用调味剂矫正，多进食含纤维素的食物可缓解便秘。该药影响脂溶性维生素吸收，还可干扰某些药物如叶酸、地高辛、华法林等吸收。所以，生长期者服用考来烯胺，应注意补充叶酸（5mg/d），孕妇及哺乳期女性需要更多的补充；在服用考来烯胺前 1~2h 服叶酸，其他药物在服考来烯胺前 1~4h 或在服考来烯胺后 4h 服。长期服用考来烯胺者，可适当补充维生素 A、维生素 D、维生素 K 及钙片。

（2）考来替泊（Colestipol）：又名降胆宁，常用剂量为 10~20g，每天 1~2 次。降低胆固醇和动脉粥样硬化研究之一（CLAS-I）观察到服用考来替泊 30g/d 和烟酸 3~12g/d（根据 TC 高低决定烟酸剂量的大小），可使 TC、TG、LDL-C 分别降低 26%、22% 与 43%；HDL-C 升高 37%，并证实考来替泊和烟酸联合治疗可减轻冠脉及搭桥血管的动脉粥样硬化病变。

## 59  烟酸临床应用要点及其注意事项有哪些？

（1）烟酸（nicotinic acid，又名 niaspan，诺之平），常用剂量为 1~2g，每天 3 次。为减少服药的不良反应，可从小剂量开始，如 0.1~0.5g，每天 3 次；以后可酌情渐增至常用剂量。

在冠心病药物治疗方案（CDP）中，烟酸每天 3.0g，使 TC 和 TG 分别下降 9.9% 和 26.1%，冠心病死亡率在烟酸治疗组为 21.2%，安慰剂组为 20.9%。该研究结果提示烟酸不能降低冠心病患者的死亡率。

家族性动脉粥样硬化治疗研究（FATS）中，患者开始服用烟酸 0.125g，每天 2 次，逐渐增加剂量（在 2 个月内）至 1g，每天 4 次，并加用降胆宁 10g，每天 3 次。随访 2.5 年的结果表明 LDL-C 降低 32%，HDL-C 升高 43%，并可防止冠脉病变的进展，促使已有的冠脉病变逆转，降低冠心病事件的发生率。

常见不良反应为面红、皮肤瘙痒及胃部不适，多见于服药开始前 1~2 周内，继续服药这些不良反应可逐渐减轻或消失。其他少见的副作用有高尿酸血症、急性痛风、斑疹、荨麻疹以及轻度糖耐量减低。

严重副作用是诱发或加重消化性溃疡，偶可引起肝功能损害，表现为血清转氨酶和碱性磷酸酶活性增高，甚至可见胆汁淤积性黄疸。一旦出现这些反应就需及时停药，这些异常可消失。已知烟酸可增强抗高血压药物的扩血管作用，甚至可引起体位性低血压。

（2）烟酸肌醇酯（inositol nicotinate）：常用剂量为 0.2~0.6g，每天 3 次。该药是由 1 分子肌醇与 6 分子烟酸结合而成的酯，口服后经肠道吸收，在体内缓慢代谢，逐渐水解成烟酸和肌醇，然后发挥作用。

烟酸肌醇酯能平缓且持久地扩张外周血管，改善体内脂质代谢，并有抗凝作用。该药降血脂的适应证与烟酸相同，但降脂的效果明显减弱。有研究观察到，烟酸肌醇酯降胆固醇作用不显著，但有降 TG 的作用。也有人认为，该药与其他类降脂药物合用，具有良好的降脂协同作用。

烟酯肌醇酯虽也可出现烟酸样的不良反应，但明显较轻，患者一般耐受较好。由于该药的降脂作用不明显，目前临床上已很少应用。

（3）阿昔莫司（acipimox）：又名氧甲吡嗪、乐脂平。常用剂量为 0.25g，每天 2～3 次。阿昔莫司是一种新合成的烟酸衍生物，口服吸收迅速，服药后 2 小时内血浆浓度达高峰，半衰期为 2 小时。阿昔莫司主要是以原形从尿中排泄。该药的降脂作用机制与烟酸相同，其临床适应范围也与烟酸相似，可使 TC 降低 25%，TG 降低 50%，HDL-C 升高 20%。

阿昔莫司的常见不良反应与烟酸基本相同，但发生率较低。服药后部分患者可出现面部潮红，皮肤瘙痒或胃部灼热感，上腹部不适和轻微头痛。这些不良反应多在服药几天后逐渐自行减轻或消失。

## 🔍60  洛伐他汀降脂作用的特点有哪些？

洛伐他汀（lovastatin）是较早上市的他汀类药物，其商品名有美降之、罗华宁、洛特、洛之特。此外，国产降脂药血脂康的主要成分也是洛伐他汀。洛伐他汀常用剂量为 10～80mg/d，每晚顿服。

洛伐他汀是以无活性的内酯形式服用，服后在肝内迅速转变成有活性的 β 羟酸，进一步代谢成 6 - 羟基衍生物及其他两种未鉴定的产物。洛伐他汀及其代谢产物主要经胆道排泄，不到 10%

的洛伐他汀经由肾脏排出。单剂洛伐他汀口服后吸收率为 30%。吸收后经肝脏的首过效应大，仅 5% 进入体循环。

洛伐他汀疗效和耐受性试验（ETLS）中，观察的初始剂量为洛伐他汀 20mg/d，根据疗效反应，可增加洛伐他汀用量最大达 80mg/d。结果表明服药 1 个月时 TC 下降 19%，LDL-C 下降 27%，TG 下降 10%，HDL-C 增加 6%，疗效一直维持到试验结束，洛伐他汀用量平均为 37.4 mg/d。

加拿大冠状动脉粥样硬化干预试验（CCAIT）中，患者接受洛伐他汀 20mg/d（晚间服），第 4 周时如 LDL-C 仍 > 3.38mmol/L，则药物增倍（洛伐他汀 40mg）；如 12 周时，LDL-C 仍 > 3.38mmol/L，则药物加倍后每天 2 次（洛伐他汀 80mg/d）。随访 2 年，结果表明经 2 年洛伐他汀治疗，总胆固醇下降 21%，LDL-C 下降 29%，TG 下降 8.1%，HDL-C 增加 7.3%，ApoA I 上升 5.6%，ApoB 下降 21%，并证实该药能延缓冠脉粥样硬化病变的进展和防止新粥样硬化病变发生。

空军/得克萨斯冠状动脉粥样硬化预防研究（AFCAPS/Tex-CAPS）表明，对于 65 岁以上的普通血浆胆固醇浓度的非冠心病者，洛伐他汀 20~40mg/d（治疗 5.2 年），使 LDL-C 降低 25%，TG 降低 15%，HDL-C 升高 6%；并使主要冠心病事件的危险性降低 37%，心肌梗死（致死性或非致死性）发生的危险性降低 40%。

在 ETLS 试验中，17% 有 1 项以上的临床不良反应，包括腹痛、腹泻、便秘、肌肉痉挛、疲乏无力、皮疹和视力模糊等。15% 有 1 项以上临床生化异常，包括肝功能异常、CK 升高。无 1 例出现肌病表现。

在 Excel 试验中，47 例肝脏转氨酶超过正常上限 3 倍，在对照组和洛伐他汀 20mg 组为 0.1%，洛伐他汀 40mg 组为 0.9%，洛伐他汀 80mg 组为 1.5%。所有受试者均无肝功能衰竭的临床表现。对照组 29% 患者 CK 超过正常上限，洛伐他汀组 29%～35% 患者 CK 超过正常值上限。5 例出现显著的肌病临床表现，CK 升高（超过正常值上限 10 倍），其中洛伐他汀 40mg 治疗组 1 例，80mg 治疗组 4 例。各组均无横纹肌溶解发生。另 7 种临床不良反应，在各组中均超过 1%，其中便秘发生率随洛伐他汀剂量增加而增高；其他如心悸、扭伤、口腔疾病、睡眠障碍、眼部炎症等在洛伐他汀治疗组与安慰剂组间无显著差异。

## 61 辛伐他汀降脂作用的特点有哪些？

辛伐他汀（simvastatin）：商品名为舒降之，常用剂量为 5～80mg，每晚顿服。自 1988 年辛伐他汀问世以来，在临床上应用已有 10 余年，许多研究和临床观察都证实该药长期应用具有良好的安全性。

辛伐他汀是由洛伐他汀（lovastatin）衍生的一种半合成化合物，其与后者不同之处仅在洛伐他汀酯侧链上增加了一个甲基，因而使其抑制三羟基三甲基戊二酰辅酶 A（HMG-CoA）还原酶的作用较洛伐他汀增强 1 倍。本药口服吸收完全，在动物和人类分别为 60% 和 80%，在肝脏内首过效应强，胃肠道中食物的存在不影响其吸收。以无活性的内酯形式服用，内酯结构在肝脏有高度选择性。口服后主要在肝脏发挥作用，在肝脏转变成有活性的开放酸形式。只有 <5% 口服剂量的辛伐他汀活性结构在外围组织中发现，而其中 95% 与血浆白蛋白相结合。

辛伐他汀半衰期约 15.6 小时，在人体内代谢途径尚不十分清楚，微粒体细胞色素 P450 同工酶系可能起主要作用。代谢产物主要经胆道和肾脏排出，核素[14]C 标记的辛伐他汀约 60% 由粪便排泄，13% 由尿液排泄。

临床研究观察了应用不同剂量的辛伐他汀剂量（2.5～10mg、

$20\sim30mg$、$40mg$ 和 $>40mg/d$ 分别占 $16\%$、$23\%$、$57\%$ 和 $4\%$）长期治疗（$>1$ 年、2 年、3 年和 4 年者分别占 $36\%$、$26\%$、$23\%$ 和 $15\%$，平均 1.5 年）的效果。证实辛伐他汀治疗可使 TC 平均降低 $28\%\sim30\%$；LDL-C 平均降低 $36\%\sim39\%$；TG 平均降低 $11\%\sim16\%$；HDL-C 平均升高 $10\%\sim14\%$。

4S 研究中，受试者为冠心病，治疗组中 63% 患者服用辛伐他汀 20mg/d，37% 服用辛伐他汀 40mg/d。经过长达 5.4 年的长期追踪观察，证实辛伐他汀有良好的降脂作用，使 TC 和 LDL-C 分别降低 28% 和 38%，能显著降低总死亡危险性（降低 30%）和冠心病死亡的危险性（降低 42%），并且还能预防心力衰竭的发生和减少不必要的血管重建术。

多中心抗动脉粥样化研究（MAAS）观察辛伐他汀 20mg/d 治疗 4 年的效果，证实该药能使 TC 平均下降 22.7%，LDL-C 下降 31.4%，LDL-C/HDC-C 比值下降 38.7%，HDL-C 上升 9.1%，TG 与 ApoB 分别减低 17.6% 与 28%，ApoA I 增高 28%。同时，该药可减缓弥漫性和局灶性冠脉粥样硬化病变的进展。

辛伐他汀最常见的不良反应是胃肠道症状，包括便秘、腹痛、消化不良、腹胀和恶心。对 2400 余例高胆固醇血症患者给予辛伐他汀治疗，为期 1.5 年，胃肠道症状的发生率分别为：便秘 2.5%，腹痛 2.5%，腹胀 2.0%，恶心 1.2% 和消化不良 0.7%。

辛伐他汀引起肝脏受损并不常见，主要表现为血清转氨酶轻度升高。长期接受辛伐他汀治疗者约有 3.5% 出现转氨酶一过性升高。连续两次或多次实验室检查发现转氨酶升高超过正常值 3 倍的病例少见，发生率约为 1.2%；而辛伐他汀引起转氨酶升高导致停药的病例只有 0.7%。

##  62 普伐他汀降脂作用的特点有哪些？

普伐他汀（pravastatin）：商品名为普拉固，常用剂量为 10～40mg/d，每晚顿服。普伐他汀是亲水性制剂，具有一个与 HMG-CoA 化学结构类似的氢化萘环，能与 HMG-CoA 还原酶辅酶 A 识别位点相互作用，竞争性抑制 HMG-CoA 还原酶。普伐他汀的该化学基团为开环结构，本身为活性形式。普伐他汀的代谢是通过多代谢途径而不需细胞色素 P450，提示该药与依赖细胞色素 P450 代谢的药物之间相互作用少。动物实验和体外实验发现，普伐他汀具有高度肝脏选择性，其在肝内浓度是其他组织的 200～500 倍，极少影响其他机体细胞功能。

普伐他汀的口服吸收率为 34%，口服吸收迅速，吸收后与其他他汀类药物一样，主要作用在肝脏（胆固醇合成的主要场所）。普伐他汀在血浆中的蛋白结合率约为 50%，主要与其疏水程度有关。普伐他汀主要通过胆汁排泄，但与其他他汀药物相比，普伐他汀尚有部分以原型形式经肾脏排泄，这种双通道排泄有利于肝功能或肾功能不全患者的药物代偿性排泄。

普伐他汀多国研究（PMS）观察了 1062 例高胆固醇血症患者的降脂效果，表明普伐他汀（20mg/d）治疗 13 周，可使 TC、LDL-C 和 TG 分别降低 19%、26% 和 12%。冠状动脉粥样病变消退分析研究（REGRESS）以普伐他汀 40mg/d 治疗，为期 2 年，普伐他汀治疗使 TC 平均下降 20%，LDL-C 下降 29%，HDL-C 上升 10%，TG 下降 7%，可明显缓减冠心病患者冠脉病变发展过程。

WOSCOPS、CARE 和 LIPID 均证实普伐他汀 40mg/d 可使 TC 下降 18%～20%，LDL-C 降低 25%～28%，HDL-C 增加 5%，TG 降低 11%～14%。同时明显降低冠心病死亡率和致残率，并且证

实可降低脑卒中发生的危险性。

普伐他汀的主要不良反应主要表现为肝脏转氨酶升高，且与药物剂量有关。在 PMS 试验中 0.2% 安慰组和 1.1% 普伐他汀组患者出现无症状性转氨酶升高（超过正常值 3 倍以上）。至今尚未见本药所致的长久性肝损害的报道。服用普伐他汀者需监测转氨酶，转氨酶超过正常上限 3 倍时慎用。

患者可出现肌病甚至无力，以至不能站立；CK 可明显升高，大于正常上限 10 倍。在 PMS 试验中 2.6% 普伐他汀组和 1.5% 安慰剂组患者 CK 值超出正常值 4 倍以上，但无肌肉疼痛的临床症状。罕有横纹肌溶解和免疫性肌病的报道。

## 63 氟伐他汀降脂作用的特点有哪些?

氟伐他汀（fluvastatin）：又名来适可，常用剂量为 20 ~ 80mg，每晚顿服。氟伐他汀是一种完全人工合成的 HMG-CoA 还原酶抑制剂。该药口服后其绝对生物利用度为 24%（9% ~ 50%），但口服 10mg 氟伐他汀后几乎完全吸收（98%）。氟伐他汀经多种途径被代谢，主要是被细胞色素 P450 酶 CYP2C9 催化以及被 CYP3A4 和 CYP2D6 代谢少部分，主要从胆汁及粪便中排泄（占 90%）。氟伐他汀排泄迅速，其半衰期为 1.2 小时（0.5 ~ 2.3 小时），总体清除率为 0.97L/（h·kg）。对于健康人多次给予氟伐他汀并不蓄积，放射标记的氟伐他汀给药 29 小时后全部被清除。

氟伐他汀（20 ~ 40mg/d）治疗原发性高胆固醇血症，可降低 LDL-C 19% ~ 31%，降低 TC 15% ~ 21%，降低 TG 1% ~ 12%，增加 HDL-C 2% ~ 10%。氟伐他汀剂量增加至 40 ~ 80mg/d，可使 LDL-C 继续降低 6% 以上。

分析 1621 例高脂血症患者服用氟伐他汀的效果显示，每日服

20mg（$n=747$）、40mg（$n=748$）及80mg（$n=257$），治疗24周后，LDL-C分别降低22%、25%和36%；HDL-C分别增加3.3%、4.4%及5.6%；TG分别降低12%、13.5%及18%；ApoB分别下降19%、18%和28%。对10 428例原发性高胆固醇血症患者临床观察显示，服用氟伐他汀20mg/d或40mg/d，8～12周后LDL-C下降21%～38%。

在FLARE试验中，比较氟伐他汀80mg/d与安慰剂对球囊血管成形术再狭窄的二级预防的效果，用药26周后，LDL-C下降维持在33%；氟伐他汀治疗组死亡或心肌梗死发生率1.5%，而安慰剂组为4%。在LCAS试验所有受试者中，服氟伐他汀者最小管径的减少（-0.028mm）明显小于安慰剂组（-0.1mm）。

在LISA试验中，对症状性冠心病者及血脂中度以上升高（TC>6.5mmol/L，LDL-C>4.1mmol/L）的患者服氟伐他汀40mg/d或80mg/d达1年，一级终点是心脏事件的发生率。在LISA试验中，服氟伐他汀比安慰剂组的心脏事件发生率明显减少（$P<0.05$）。

副作用通常较轻且短暂，包括头痛（8.9%）、消化不良（7.9%）、腹泻（4.9%）、腹疼（4.9%）、恶心（3.2%）、失眠（2.7%）。临床试验中因副作用而停用氟伐他汀的占3.5%。

虽然很少报道氟伐他汀的严重副作用，但偶有氟伐他汀引起肌痛的报道。服用氟伐他汀的患者中，0.3%的患者出现无症状性肌酸磷酸激酶升高（比正常上限高10倍），应迅速停药。氟伐他汀可引起肝功能异常，使转氨酶持续升高超过正常上限3倍的发生率约为1.1%，因转氨酶升高而停药者占0.6%。

##  64 阿托伐他汀降脂作用的特点及不良反应有哪些？

阿托伐他汀（atorvastatin）：又名阿乐、立普妥，常用剂量为

$10 \sim 80 \mathrm{mg}$，每晚 1 次。本药口服后吸收迅速，本药半衰期为 14 小时，经过肝脏和肝外的代谢后主要分泌于胆道，但似乎不经过肠肝循环。仅 2% 由肾脏排泄，因此肾功能不全对阿托伐他汀的药代动力学无影响。临床试验已证实阿托伐他汀的疗效不受年龄和性别的影响。

经过多中心、随机、安慰剂对照试验观察了不同剂量阿托伐他汀对原发性高胆固醇血症患者的疗效，疗程为 6 周。观察到治疗 2 周后，90% 的患者能获得最大疗效。研究结果说明阿托伐他汀作用迅速，疗效显著。

单用阿托伐他汀对于原发性高甘油三酯血症患者也能获得显著疗效。56 例 TG 平均值为 $6.80 \mathrm{mmol/L}$、LDL-C 为 $3.07 \mathrm{mmol/L}$ 的原发性高甘油三酯血症分别给予安慰剂或不同剂量的阿托伐他汀治疗后，发现阿托伐他汀除降低 TC 或 LDL-C 外，还可呈剂量依赖性地降低甘油三酯达 27% ~46%。

阿托伐他汀对糖尿病患者也有显著的疗效，由于约 50% 的糖尿病患者合并血脂代谢紊乱，主要表现为 TG 增高和低 HDL-C 水平，阿托伐他汀可同时降低 LDL-C 和 TG。在一项双盲试验中，165 例血脂紊乱的 2 型糖尿病患者随机给予阿托伐他汀 $10 \mathrm{mg/d}$，治疗 4 周后，67% 的患者 LDL-C 降至目标值，其余未达到目标值者剂量分别加倍，疗程 26 周，阿托伐他汀可分别使 TC、LDL-C、VLDL-C、TG、ApoB 降低 27%、34%、35%、25%、29%，使 HDL-C 升高 12%。

29 例纯合子型家族性高胆固醇血症患者给予阿托伐他汀 $20 \sim 80 \mathrm{mg/d}$，可使其中 25 例患者的 LDL-C 降低 7% ~53%，平均降低 24%，而另外 4 例患者对治疗无反应。

对 341 例冠心病患者随机进行经皮冠状动脉成形术（PTCA）加常规治疗或给予阿托伐他汀降脂治疗（AVERT 试验），追踪 18 个月后，发现经皮冠状动脉成形术组有 21%（37 例）的患者发生缺血性事件，而阿托伐他汀治疗组仅13%（22例）发生此事件，且后者发生第一次缺血性事件的时间较前者晚。此结果证实在防治冠心病患者缺血性事件发生方面，积极的降脂治疗至少与PTCA的疗效类似。

对21个（2502例）已完成的和23个（1769例）正在进行的阿托伐他汀多中心临床试验的综合性评价发现本药的耐受性好，20%的患者出现不同类型的不良事件，仅不到2%的患者因此而停药。而在其他他汀类药物，此比例分别为24%和3%。停药的主要原因为恶心、腹痛和肝功能异常。不良反应的发生与阿托伐他汀剂量无明显相关性。约0.7%服药者出现持续性转氨酶升高超过正常3倍以上，多发生在治疗后16周内，所服剂量为10~40mg/d，减少药物剂量或停药后可很快恢复。肌痛、关节痛和肌肉异常的发生率和安慰剂组、对照组无区别。阿托伐他汀治疗组仅1例患者出现症状，伴肌酸激酶增高超过正常10倍以上，发生于治疗5~7周时。未发现患者出现肌红蛋白尿和急性肾功能衰竭。

## 65 如何看待他汀类药物的治疗剂量？

对于他汀类药物调脂治疗的剂量，目前国内外观点不一，国外应用的剂量较大，国内相对较小。其原因可能如下：①顾虑他汀类药物严重不良反应；②东西方人群在用药剂量上可能存在的种族差异；③价格问题，长期服药价格昂贵。如国内起初使用辛伐他汀剂量仅为5mg，后升到10mg，现在已用到初始量20mg。国内研究显示，服用20mg 3个月、6个月和12个月时LDL-C达标率为29.9%、28.9%、40.3%，其中服用12个月达标率不到服药人数的一半。

目前应用高剂量他汀类药物临床试验，如比较阿托伐他汀与辛伐他汀对于冠心病降脂治疗的安全性研究（Target Tangible Trial）、比较阿托伐他汀与辛伐他汀、普伐他汀、洛伐他汀和氟伐他汀治疗高脂血症量效研究（CURVES）、在稳定性冠心病患者中进行的阿托伐他汀与血运重建术比较研究（AVERT）、亚洲冠心病患者辛伐他汀剂量滴定达标研究（STATT）、冠心病应用辛伐他汀降脂达到美国与欧洲指南标准（GOALLS）和氟伐他汀干预预防研究（LIPS），均肯定了使用大剂量他汀类药物进行降脂治疗的有效性和临床益处，并且明确了长期应用他汀类药物积极调脂具有良好的安全性和耐受性。STATT 是以亚洲冠心病患者为研究对象的试验，采用逐渐滴定剂量（20mg，40mg，80mg）方式，可使绝大多数患者达到目标值，并且疗效安全可靠。MIRCAL 和普伐他汀或阿托伐他汀在心肌梗死治疗中的评价和抗感染研究（PROVE-IT）采用阿托伐他汀 80mg 治疗急性冠脉综合征，证实早期使用早期获益，长期使用长期获益。积极降脂逆转动脉粥样硬化（REVERSAL）研究也显示阿托伐他汀 80mg 治疗可终止动脉粥样硬化进展。我国也有小样本使用 40mg 辛伐他汀的报道。因此，对常规剂量不能达标的患者，递增剂量是安全和可行的。另外，他汀类药物还具有调脂外作用，并且与剂量有关，研究表明较大剂量降低 C 反应蛋白等炎症标志物与降低冠脉事件的发生也存在密切关系。

## 66 他汀类药物治疗达标后可否减量或停药？

根据现有的资料，目前还没有证据表明达标后减量的可行性。有研究表明，长期服用他汀类药物后无故退出他汀类药物治疗，可增加心血管事件的危险性。从北欧辛伐他汀生存试验（4S试验）到心脏保护研究（HPS 研究），这些长期大规模临床试验得出的可喜的结果都是建立在固定剂量或逐渐递增剂量的基础上。还有临床观察显示：①达标后减量往往引起血脂反弹；②减量易动摇患者长期服降脂药物的信心，不利于长期疗效的维持。只要没有特殊情况发生，如严重的或不能耐受的不良反应，以及血脂不低于1.3mmol/L（50mg/dl），不应减量。资料表明，LDL-C降至1.55～1.81mmol/L（60～70mg/dl）是安全的，尤其对于急性冠脉综合征等高危患者来说，目前更倾向于使用相对较大剂量的他汀类药物。

## 67 他汀类药物防治冠心病的作用机制是什么？

多种类型的研究证据均表明：没有胆固醇升高就没有冠心病及其他动脉粥样硬化性心血管疾病。全球动脉粥样硬化（IAS）会上明确了LDL是动脉粥样硬化性心血管疾病的主要病因。他汀类药物是20世纪80年代后期出现的一类新调脂类药物，此类药物是胆固醇合成早期限速酶β-羟-β甲基戊二酰辅酶A（HMG-CoA）还原酶抑制剂。通过抑制HMG-CoA还原酶的活性，有效地减少或阻断体内胆固醇的合成，使血浆总胆固醇下降，同时刺激低密度脂蛋白（LDL）的肝摄取，降低LDL-C及极低密度脂蛋白（VLDL）的浓度，是目前临床上应用的最强效降胆固醇药物。应用这类药物防治冠心病所产生的临床益处（冠心病死亡率和致残率减少）在很大程度上与其明显降低血浆胆固醇相关。但近年有不少研究报道，他汀类药物还具有以下对冠心病患者产生额外的临床益处。

（1）对血管内皮功能的影响：高胆固醇血症降低血管内皮产生一氧化氮（NO），同时也增加NO的降解。他汀类药物降低胆固醇，同时可显著改善内皮功能。应用普伐他汀和洛伐他汀进行4个月的短期治疗，发现在48小时动态心电图检查中心肌缺血性发作的频率和强度明显减低。他汀类药物对内皮功能的影响有一部分可能与降脂作用无关。在体外实验中，辛伐他汀和洛伐他汀都可促进人类内皮细胞中 NO 合成酶基因的转录活性。当给灵长类动物服用普伐他汀，而剂量尚不足以降低 LDL 时，已发现内皮功能有改善。此外，在一个试验性脑卒中动物模型中观察到，辛伐他汀和洛伐他汀具有剂量依赖性的保护效应，这种效应通过促使内皮 NO 合成酶的产生而实现，而非其降脂作用所致。

（2）对动脉粥样硬化性斑块细胞成分的影响：在体外试验中，应用药理剂量的他汀类药物能减少平滑肌细胞增生。另外，辛伐他汀和普伐他汀在体外还能减少由氧化型 LDL 诱导的巨噬细胞增生以及减少暴露于氧化型 LDL 下的巨噬细胞中胆固醇酯的聚集。他汀类药物也可通过与胆固醇代谢无关的多种途径抑制淋巴细胞和其他血液单核细胞的增生。

（3）对血栓形成和炎症的影响：他汀类药物可以影响血栓形成、红细胞变形能力以及纤溶酶原激活剂抑制剂 – 1 和纤维蛋白原的水平，不同的他汀药物可能对以上各环节影响差异较大。最近对 CARE 试验进行亚组分析显示，普伐他汀降低 C – 反应蛋白的水平，并明显减少与这个炎症指标相连的心血管事件的高危性。普伐他汀也减少器官排斥反应的发生率以及减少心和肾移植受体自然杀伤细胞的细胞毒性作用。对 5742 例受试者进行研究，随机分为洛伐他汀治疗组和安慰剂组，追踪观察 5 年，分别于治疗前及治疗 1 年后采用高敏法测定高敏 C 反应蛋白（hsCRP）。结果表明基线 CRP 浓度升高者冠脉事件明显增加，洛伐他汀治疗使平均血清 CRP 浓度降低 14.8%。同时观察到，血清胆固醇浓度升高者，洛伐他汀治疗能明显减少冠脉事件发生；血清胆固醇不高但伴 CRP 升高者，洛伐他汀也能明显减少冠脉事件；若血清胆固醇和 CRP 均不高者，洛伐他汀治疗无效。

## 68 他汀类药物的调脂外作用有哪些?

研究显示,他汀类药物治疗可调节斑块稳定性,减少血栓危险,降低冠脉事件危险性。此获益大部分来源于降脂作用,但独立于脂质的细胞学效果也可能起作用。他汀类药物可以抑制动脉平滑肌细胞(SMC)的增殖和迁移,不但在血管壁动脉粥样硬化进展、血管损伤修复过程中起到了重要作用。还能稳定已形成的动脉粥样硬化斑块,避免斑块破裂,减少引起血栓的危险性和冠心病的病死率。减少组织因子表达,增加纤维蛋白原激活因子,同时降低纤维蛋白激活抑制因子,降低血栓危险性。此外他汀类药物通过增加 NO 活性改善内皮功能,减少炎症反应,所有受试他汀类药物都可减少 C 反应蛋白。减轻炎症抑制纤维帽胶原结构降解过程,可改善动脉粥样硬化斑块纤维帽完整性。众所周知,纤维帽破裂引起大多数致命性冠脉血栓形成。由于降脂和直接的细胞学效果,抑制炎症是临床使用他汀类药物获益的重要机制。在胆固醇血症患者中,他汀类可以抑制血小板凝聚,提高纤溶活性。还可以使由高胆固醇血症引起的血小板依赖性凝血酶生成增加恢复到正常,明显降低引起血小板聚集和血栓形成的胶原成分,降低血液黏度。他汀类药物还可以降低血栓素 B2(TXB2),从而间接降低体内血栓素 A2,此外,还可以降低血管阻力,增加血流量,改善血管供血状态。

研究显示他汀类药物还具有免疫调节特性,据报道他汀类药物治疗可抑制或逆转慢性和复发性实验动物的自身免疫性脑脊髓炎。其可能机制如下:①减少白细胞迁移到中枢神经系统;②抑制主要组织相溶性复合体(MHC)Ⅱ和联合刺激信号,这些是激活前炎症 T 细胞所需要的;③诱发 T 细胞内的 T(H)$_2$ 表型;④减少中枢神经系统炎症介质的表达(包括 NO 和 TNF α);⑤减少

实验动物脑脊液 β 淀粉样物质的分泌。

他汀类药物的非调脂作用是通过异戊二烯旁路抑制机制实现，减少许多非类固醇异戊二烯化合物合成。普伐他汀与心脏移植试验显示他汀类药物具有免疫调节作用，冠脉造影消退研究显示的解剖学狭窄变化很小，但心脏事件大量减少。尽管 LDL-C 与脑卒中危险性并无直接相关，但他汀类药物治疗可减少缺血性脑卒中的危险。这些观察结果促使对他汀类药物在炎症和免疫系统作用的研究。最近资料显示他汀类药物通过干扰素 γ 抑制、MHC Ⅱ 表达，导致 MHC Ⅱ 介导的 T 细胞激活。而且他汀类药物抑制单核细胞特异性细胞表面受体和黏附分子表达，抑制整合素依赖性白细胞黏附。在外周单核细胞对结核分枝杆菌的反应中，他汀类药物刺激细胞分泌细胞因子 caspase - 1、IL - 1β 和 IL - 18，在体外人血管平滑肌细胞上通过减少白介素 - 6（IL - 6，一种炎症因子）合成，显示其抗炎效果。

## 69  他汀类药物治疗急性冠脉综合征有临床益处吗?

急性冠状动脉综合征（ACS）是一组以急性心肌缺血为共同特征的临床综合征，包括不稳定型心绞痛（UA）、非 ST 段抬高心肌梗死（NSTEMI）和 ST 段抬高心肌梗死（STEMI）。ACS 主要发生机制为易损斑块破裂或溃疡合并血栓形成和（或）血管痉挛，引起冠状动脉狭窄程度急剧加重或急性闭塞。

ACS 的罪犯病变（引起这次心脏病发作的病变）通常由不稳定斑块导致狭窄，但狭窄可不严重，ACS 患者除罪犯血管斑块外，常在同一冠状动脉的不同节段或不同的冠状动脉并存多个不稳定斑块，其导致患者急性期死亡和再发缺血事件风险升高。ACS 患者冠状动脉病变及斑块的特殊性决定了他汀类药物治疗的重要性。大量临床研究证实，他汀类药物治疗急性冠脉综合征有临床益处。

最近瑞典的急性心肌梗死注册研究结果表明，急性心肌梗死患者早期应用他汀类药物，生存率明显增加。该试验患者在住院期间即开始接受他汀类治疗，1 年死亡率明显减低。

德国最大的急性心肌梗死研究中心的 MITRA - 1 和 MITRA - 2 试验取得了与瑞典研究相似的结果。研究发现，20 世纪 90 年代后期他汀类药物的广泛应用（1994 年 15%，1998 年 76%）使急性心肌梗死患者的住院死亡率降低 13%。第一项关于他汀类药物在急性冠脉综合征患者中早期应用的研究是 PURSUIT 试验。此研究入选 3700 例患者，结果表明：无 ST 段抬高的急性冠脉综合征患者，在住院期间就服用他汀类药物，随后 6 个月的死亡率明显降低，治疗开始 60 天内生存率高于未服用他汀类药物者。

积极降脂治疗减少心肌缺血事件研究（MIRACL）的结果已于近期发表。该研究的对象是不稳定型心绞痛或无 ST 段上抬的急性心肌梗死患者，观察在住院 96 小时内开始服用阿托伐他汀（80mg/d）治疗对急性缺血事件再发生的影响。该研究共计观察了 3086 例急性冠脉综合征患者，随机、双盲、安慰剂对照试验，研究的第一终点事件为死亡、非致性心肌梗死、心肺复苏或再次发作心绞痛并观察证据需住院治疗。平均观察 16 周后的结果表明，阿托伐他汀积极降脂治疗可降低第一终点事件发生的危险性 16%（$P = 0.048$）。MIRACL 试验结果显示，急性冠脉综合征患者早期应用他汀类药物可显著减少再次缺血事件，不论 LDL-C 基础水平如何都应当应用。强化降脂治疗有助于稳定动脉粥样硬化斑块，并能改善动脉内皮功能。

目前已发表的 5 项大规模临床试验（4S、CARE、LIPID、WOSCOPS、AFCAPS/TexCAPS）具有下列 5 个特点：①均应用他汀类降脂药物；②追踪观察时间长；③治疗后血浆 TC 和 LDL-C 降低明显；④冠心病死亡率和致残率显著下降；⑤未见自杀、暴力、恶性肿瘤等非冠心病死亡率上升。这 5 项试验的前 3 项是冠心病的二级预防试验，受试对象为急性冠脉综合征发病后 3 ~ 6 个月的冠心病患者，也证实他汀类降脂药物对急性冠脉综合征患者有同样的临床益处。

## 70 为什么要强调在晚上服用他汀类药物？

人体内胆固醇合成分为三阶段：甲羟戊酸的合成、鲨烯的合成、胆固醇的合成，其中第一阶段如下：

乙酰辅酶 A（乙酰 CoA）经过 3 步酶促反应合成甲羟戊酸（胆固醇的前体），其中三羟基三甲基戊二酰辅酶 A（HMG-CoA）还原酶是关键酶，也是整个胆固醇合成的关键酶。而他汀类药物正是一种选择性、竞争性的 HMG-CoA 还原酶抑制剂，它们通过竞争性抑制 HMG-CoA 还原酶来抑制整个胆固醇的合成。

胆固醇的合成主要在肝脏，而肝脏 HMG-CoA 还原酶自有其个性：它有昼夜节律，活性在中午最低，半夜最高。所以人体内胆固醇的合成也有节律性，中午最少，半夜最多。

如果夜间服用他汀类，血浆消除半衰期在数个小时，半夜时正好到达血药浓度高峰，可以起到最佳效果。这方面已经有多项研究，对于早期的他汀类药物，同等剂量下晚上服用时所产生的胆固醇降低幅度较白天服用时增大 3% ~ 5%。因此晚上给药较早晨给药，药效均在不同程度上更佳（TC 或 LDL-C 降低幅度更大）。

但值得注意的是缓释剂型他汀类早晚给药的药效并无显著差异。新一代的他汀类药物活性更强，作用更持久，如阿托伐他汀，半衰期长达 14 个小时，其代谢物也有强大的活性，使药效半衰期（血药浓度下降一半的时间）进一步延长至 20 ~ 30h。同样，瑞舒伐他汀的半衰期也长达 19 个小时。

研究发现，对于阿托伐他汀和瑞舒伐他汀，早晨和夜间服药药效并无差异。研究认为，阿托伐他汀夜间给药血药浓度反而更低，最大血药浓度比早晨给药低 30%，这可能与夜间胃肠道活动弱而吸收少，或是夜间代谢速度更快有关。

## **71** 他汀类药物疗效存在性别差异吗？

他汀类药物治疗在女性中的心血管事件一级预防作用是否与男性一致，一直备受争议。研究人员在胆固醇治疗研究者协作组［Cholesterol Treatment Trialists´（CTT）Collaboration］数据库，对他汀类药物的临床试验进行了荟萃分析，即比较他汀类药物在男性和女性人群中的疗效。

研究评估了在男性和女性人群中评估药物疗效差异，研究表明，在为期 1 年的血脂监测中，他汀类药物的疗效在男性和女性之间无差异（他汀类药物治疗组的 LDL-C 浓度与安慰剂组相比下降 1.1 mmol/L，高强度的他汀类药物治疗组的 LDL 胆固醇浓度与低强度的他汀类药物治疗组相比下降 0.5 mmol/L）。在这些试验中，女性的心血管事件风险普遍低于男性。重要的心血管事件风险下降与 LDL-C 下降成正比，且在女性和男性之间无差异，在小于 10% 的 5 年心血管事件绝对风险预测值上，男性和女性之间无显著性差异。同样，重要的冠脉事件、冠脉血流重建和中风风险下降比率无性别差异。在男性和女性人群中，均未观察到药物对癌症发生率或非心血管事件死亡率的不良效应。他汀类药物治疗组的各种原因所导致的死亡率在女性人群中均下降。此外，AF-CAPS/TexCAPS 研究显示，他汀类药物降脂减少冠脉事件的发生率在女性和男性相似。HPS 研究入选 20 536 例患者，含 5000 例女性，结果显示辛伐他汀 40mg 同样能降低年龄大于 75 岁老年人、女性患者主要心血管事件的发生率，他汀类药物治疗不存在性别和年龄的差异。最近以临床终点为基础的他汀类药物试验荟萃分析也显示降脂治疗获益不存在性别差异。上述研究结果提示，他汀类药物在心血管事件一级预防中的作用无性别差异。但是我们仍应充分认识老年女性冠心病和脑卒中发生的危险性。高危患者应该接受他汀类药物治疗，以防治动脉粥样硬化性疾病和心血管死亡。为了更进一步安全起见，对年老体弱的女性应用他汀类药物治疗时，应格外小心。

## 72　他汀类药物引起横纹肌溶解症的诊断依据有哪些？

目前对横纹肌溶解症诊断依据为服用他汀类药物后出现异常：①患者诉肌无力、肌痛、跛行；②血清肌酸激酶（CK）升高至正常值 10 倍以上；③肌电图示肌病表现；④肌肉活检见非特异性炎症性改变；⑤尿中出现肌球蛋白。最主要的诊断依据为①和②。

## 73　他汀类药物为什么会引起横纹肌溶解症？

横纹肌溶解症是指一系列影响横纹肌细胞膜、膜通道及其能量供应的多种遗传性或获得性疾病导致的横纹肌损伤，细胞膜完整性改变，细胞内容物（如肌红蛋白、肌酸激酶、小分子物质等）漏出，多伴有急性肾功能衰竭及代谢紊乱。迄今为止，有关他汀类药物引起横纹肌溶解症的机制尚不明确。由于他汀类药物能抑制 3 - 羟基 3 - 甲基戊二酰辅酶 A（HMG-CoA）还原酶活性，不仅使细胞内胆固醇合成减少，而且同时使许多与胆固醇合成有关的中间物质生成减少或缺乏，这些中间物质主要有甲 - 羟戊酸和法尼醇。甲羟戊酸为合成辅酶 Q10 的必需物。甲羟戊酸盐缺乏时，细胞合成辅酶 Q10 发生障碍，产生能量受到抑制，导致细胞能量耗竭最终死亡。临床及实验结果显示补充辅酶 Q10 可使肌病症状得以改善；法尼醇与某些蛋白质（核层蛋白、G 蛋白等）的 C 末端附近的半胱氨酸残基共价结合，使之异戊二烯化，是这些蛋白质合成翻译后成熟所必需的。当法尼醇合成减少，则明显影响某些重要蛋白的合成。此外，他汀类药物还可引起细胞内钙超载，导致细胞死亡。这些因素都可能导致平滑肌细胞死亡，因而引起横纹肌溶解症。

## 74 他汀类药物引起横纹肌溶解症有哪些诱因？

一些因素可加重他汀药物对肌病的易感性，如高龄人群（尤其 >80 岁）、体形瘦小体弱的女性、有多系统肌病、糖尿病合并慢性肾功能衰竭、大手术围术期的同时应用多种药物、既往他汀相关性肌病病史或家族史等。有些老年人本身合并骨关节病、肌肉系统疾病，也容易出现肌肉相关症状。这需要鉴别诊断。需要临床医生根据具体情况去判断是否属于他汀引起的不良反应，进而决定进一步的处理。

另外，甲状腺疾病、慢性感染、创伤患者或剧烈运动，也可能引起肌酶升高。由于多数他汀药物主要是经由肝细胞内微粒体细胞色素 P450 中的同工酶（CYP3A4）作用而被分解代谢，当其他也需经该酶作用而分解代谢的药物合用时，会使他汀类药物引起横纹肌溶解症的危险性增加。这些药物包括酮康唑、环孢素 A、烟酸、左甲状腺素钠、吉非贝齐、红霉素、米贝地尔等。当这些药物与他汀类药物合用时应十分慎重。对这样的患者，使用他汀类应该从小剂量开始，长期观察，并权衡获益和风险，争取获益最大化。

## 75  服用他汀类药物后出现肌肉症状应该怎么办？

如果患者服用他汀类药物后报告肌肉症状（肌酸、疼痛或无力），应测定肌酸磷酸激酶（CK），并与基线相比较。由于甲状腺功能低下者易患肌病，对任何有肌肉症状的患者应测定甲状腺激素水平。

如果患者感到肌肉酸痛、触痛或疼痛，发现或未发现 CK 升高，应首先排除常见原因如运动或消耗体力的工作。对联合治疗期间出现症状的患者，建议适度的体力活动。

假使患者 CK 超过正常上限 5 倍以上，并且出现肌酸、触痛或疼痛症状，应停用他汀类药物或中止联合治疗。

如果患者出现肌酸、触痛或疼痛，CK 中度升高（3～5 倍正常上限）或不升高，应每周随访 1 次，观察症状和 CK 水平，直到不再需要医疗帮助，或症状加重，达到停药的指征；对于肌肉不适和肌无力患者，如伴有系列 CK 升高，应谨慎予以减少剂量或暂时中断治疗，然后再决定是否或何时重新开始他汀类药物治疗。对于一些无症状患者在基线、治疗期间或停药期间，其 CK 轻度升高（3～5 倍上限值），这种情况通常可安全地继续予以他汀类药物治疗，但应该特别仔细观察症状和监测 CK。

## 76  他汀类药物引起横纹肌溶解症应如何处理？

确诊为由他汀类药物引起的横纹肌溶解症后，应立即停药。停药后 CK 一般在短期内降至正常，肌痛等症状一般在 3 天至 3 个月内消失，肌无力症状消失较慢，最长可达 1 年后才消失。部分患者在每日口服辅酶 Q10 250mg 3 个月后，症状完全缓解。部分患者重新服用他汀类药物，并未再引起横纹肌溶解症。对于曾因服用他汀类出现过肌病的患者，可考虑下列方法。①更改他汀种类：对肌病易感或停用后再次接受他汀类治疗的患者，尽量选用诱发肌病可能性相对较小的他汀类；②调整药物剂量：大剂量他汀类强化治疗过程中若出现相关肌病，可适当减少他汀类用量并严密观察临床症状及实验室指标变化；③间断给药：瑞舒伐他汀和阿托伐他汀血浆半衰期相对较长（15~20h），为他汀类间断用药治疗提供可能；④药物联合治疗：在他汀类的基础上加用其他调脂药（如依折麦布、贝特类、缓释型烟酸等）不仅能达到全面调脂的目标，还能减少单独他汀类治疗的药物用量，减少相关肌病的发生；⑤补充辅酶Q10治疗：有研究证实补充辅酶Q10治疗后，可改善肌病的症状，但确切疗效仍待验证。

## ⑦⑦ 如何认识他汀类药物对于肝脏安全性及在非酒精性脂肪性肝病防治中的作用？

（1）在考虑降血脂药物治疗前，建议常规检测血清转氨酶。若发现异常应进一步明确其可能原因，分析是否真性转氨酶增高、是否肝源性转氨酶异常、有无肝脏损伤的其他实验指标异常、有无肝功能不全征象。

（2）在国家药品监督管理机构批准他汀类药物处方信息有所变动之前，仍需在治疗前、治疗开始和增加剂量后12周以及随后治疗过程中定期检测血清转氨酶。

（3）临床医生需警惕他汀类药物治疗中患者的主诉和体征（食欲缺乏、乏力、嗜睡、黄疸、肝大），对转氨酶增高者需检查总胆红素和凝血酶原时间以判断有无显著肝损伤和肝功能不全的表现。在没有胆道梗阻的情况下，血清总胆红素及其分类较孤立性转氨酶增高更能准确反映肝损伤程度。

（4）他汀类药物治疗中一旦出现显著肝损伤和肝功能衰竭的

客观证据，不管转氨酶高低以及何种原因所致均应立即停用他汀类药物，并请消化科专家或肝病专家协助诊治。

（5）他汀类药物治疗中出现无症状性孤立性转氨酶轻度增高（1～3倍正常值上限之内）者无须中断他汀类药物用药，可酌情考虑加用多烯磷脂酰胆碱、水习蓟素（水飞蓟素）、甘草酸二胺等保肝药物。

（6）他汀类药物治疗中出现无症状性孤立性转氨酶明显增高（大于3倍正常值上限），半月内复查仍明显增高者，如无其他原因则需减量或停用他汀类药物。如果存在其他损肝因素（特别是非酒精性脂肪性肝病）且无肝功能不全征象者则可继续使用他汀类药物，但需加用保肝药物以及加强控制代谢紊乱。

（7）慢性肝炎但无肝功能不全征象、非酒精性脂肪性肝病/非酒精性脂肪性肝炎、体质性黄疸（如 Cilbert 综合征）以及代偿期肝硬化患者可以安全地使用他汀类药物，通常无须减少剂量和加强肝酶监测。

## 78 贝特类的临床应用特点及其不良反应有哪些？

贝特类能增强脂蛋白脂酶的活性，加速 VLDL 分解代谢，并能抑制肝脏中 VLDL 的合成和分泌。这类药物可降低甘油三酯22%～43%，降低 TC 6%～15%，并有不同程度升高 HDL-C 的作用。其适应证为高甘油三酯血症或以甘油三酯升高为主的混合型高脂血症。长期应用贝特类药物可能诱发类似Ⅰ型自身免疫性慢性肝炎，停药后可逐渐恢复。微粒型非诺贝特可引起门冬氨酸氨基转移酶与丙氨酸氨基转移酶的轻度升高。贝特类和他汀类降脂药联合应用时可加重横纹肌溶解，应避免或小心联合使用。此外，贝特类口服后容易被肠道吸收，服药后1～2小时内即可检测到血浆中药物浓度。大部分经肝脏转化为一种或数种代谢产物，最终衍化（转化）为葡糖甘酸从尿液排出。一次口服剂量经 24 小时的尿液回收率（重吸收）为 60% ~ 70%。肾功能衰竭时贝特类血药浓度将增高，不仅 $t_{1/2}$（药物半衰期，即药物浓度从高峰下降一半的时间）与下降的肾小球滤过率成比例关系，而且容易出现副作用如肌炎等。由于香豆素类抗凝药与贝特类存在相互作用，两种药物合用时，抗凝药剂量应减少约 1/3 ~ 1/2。

## 79 单纯性血浆胆固醇升高如何选择药物？

单纯性血浆胆固醇是指血浆胆固醇水平高于正常，而血浆 TG 则正常。可选用的降脂药物有：①胆酸螯合剂如消胆胺和降胆宁等；②HMG-CoA 还原酶抑制剂他汀类，如洛伐他汀、辛伐他汀、普伐他汀、氟伐他汀和阿托伐他汀等；③烟酸。这三类药物以 HMG-CoA 还原酶抑制剂为最佳选择。

## 80 单纯血浆甘油三酯升高如何选择药物？

对于无血浆胆固醇升高而仅有轻至中度高甘油三酯血症者，常可通过饮食治疗（主要是限制饮食量）和减轻体重（增加运动量）使血浆 TG 水平降至正常，不必进行药物治疗。而对于中度以上的高甘油三酯血症，则可选用：①鱼油制剂，如多烯康、脉络康等；②贝特类调脂药物，如吉非贝齐、非诺贝特和苯扎贝特等。

部分富含 TG 的脂蛋白具有致动脉粥样硬化作用，这部分主要是 VLDL。所以在降低 LDL-C 的同时，也应降低 VLDL-C。目前临床上将 LDL-C 与 VLDL-C 一同称为非 HDL-C。对于 TG ≥ 200mg/dl 者，应将降低 VLDL-C（≥30mg/dl）视为次级目标。

临床上对于 TG 升高治疗的策略取决于 TG 升高的原因和严重

程度。①总体情况：临界高甘油三酯血症者，首要目的是降低 LDL-C 达到目标值。②TG 1.7 ~ 2.3mmol/L（150 ~ 199mg/dl）者，重点放在减轻体重，增加体力活动。③TG 2.3 ~ 5.7mmol/L（200 ~ 499mg/dl）者，非 HDL-C（LDL-C + VLDL-C）成为治疗的次级目标，为了达到非 HDL-C 的目标值，需要应用药物，可采用增加降 LDL-C 的药物剂量，或加用烟酸或贝特类。④TG ≥ 5.7mmol/L（≥500mg/dl），主要是通过降低 TG 来预防急性胰腺炎，选择贝特类或烟酸类药物。

## 81  混合型高脂血症如何选择药物？

所谓混合型高脂血症是指既有血浆胆固醇水平升高又有血浆 TG 水平升高。这种情况还可分为两种亚型：以胆固醇升高为主或是以 TG 升高为主。若是以胆固醇升高为主，则首选 HMG-CoA 还原酶抑制剂他汀类；如果是以 TG 升高为主，则可先试用贝特类，也可选用 HMG-CoA 还原酶抑制剂他汀类。烟酸类制剂对于这种类型血脂异常也较为适合。

## 82  为什么需要联合降脂？

DYSIS 研究数据所示中国人群他汀类的常用剂量为中等剂量，此治疗方案下中国极高危患者的 LDL-C 达标率不足 40%。但是他汀类受限于"6S"原则，即剂量增加 1 倍，LDL-C 只进一步降低 6%。当剂量增至常规剂量 8 倍，LDL-C 仅进一步降低约 18%，而剂量是影响他汀类药物临床安全性的关键因素，他汀类剂量增加药物不良反应风险也随之增加。他汀类 + 非他汀类药物的机制可以互补，可以更大幅度降低 LDL-C，指南强调降脂治疗的首要目标是降低 LDL-C，同时还要求 non-HDL-C 达标，而他汀类药物虽然是目前降 LDL-C 疗效最强的药物，但对 TG 和 HDL-C 的调节作用并不理想，因此，这就有必要考虑联合降脂治疗。当然，由于他汀类作用肯定、不良反应少、可降低总死亡率以及有降脂作用外的多效性作用，联合降脂方案多由他汀类药物与另一种降脂药组成。

尽管调脂治疗联合用药不如降压药物和降糖药物常用，但降脂药物的联合使用具有如下优点：首先，提高达标率，大部分患者使用单一降脂药物不能达标，而联合用药可以达标；其次，联合用药充分发挥药物互补协同作用，有利于全面调脂治疗；再次，减少与剂量相关的不良反应；最后，联合用药可减少药物剂量，减少检测随访次数，方便患者。如仅用他汀类药物，单从降脂作用讲，剂量增加 1 倍，LDL-C 减低 6%，而加用依折麦布（ezetimible）可降低 LDL 15%～18%，相当于增加 2 倍他汀类药物剂量的效果。

## 83 怎样进行联合用药？

临床上对于混合性高脂血症患者以及胆固醇达标后 TG 仍增高（HDL-C 低）的患者常需要考虑联合用药。目前市场上常用的降脂药为他汀类、贝特类、树脂类和烟酸、鱼油和依折麦布（胆固醇吸收抑制剂）等。理论上不同作用机制的药物之间都可联合使用。

他汀类药物和树脂类为降低胆固醇药物，贝特类和烟酸主要降低 TG。对于严重高胆固醇血症患者，单一用药效果不佳者可采用以下联合：①他汀类药物 + 胆酸螯合剂（BAS）；②他汀类药物 + 依折麦布；③他汀类药物 + 胆酸螯合剂/依折麦布 + 烟酸。对于重度高 TG 患者，可使用以下联合：①贝特类 + 烟酸；②贝特类/烟酸 + 鱼油，③贝特类 + 烟酸 + 鱼油。

对于混合性血脂异常者可使用以下联合：①他汀类药物 + 贝

特类/烟酸，②他汀类药物 + 树脂/烟酸。文献报道，他汀类药物与贝特类（尤其是吉非贝齐）可增加发生肌病的危险，而与烟酸联用罕见，但目前认为他汀类药物 + 非诺贝特联合相对安全。出于安全性的考虑，不少学者对联合用药小心谨慎，但无论 ACC/AHA/NHLBI 临床建议还是美国国家胆固醇教育计划成人治疗组第三次报告（后文简称成人胆固醇治疗组Ⅲ，ATPⅢ）指南都未否定联合用药的可行性。HPS2 – THRIVE 和 ACCORD 研究分别证实他汀基础上联合烟酸或非诺贝特未带来进一步心血管获益，美国 FDA 因此撤回了相关适应证批准。IMPROVE-IT 研究证实他汀基础上联合依折麦布可以进一步带来心血管获益。

由于降脂药物的高效性，单用他汀类药物可使许多患者达标，降脂治疗联合应用较降压与降糖治疗少，此外还有一个主要因素是人们对降脂药物联合应用的安全性考虑，其中西立伐他汀退出市场的影响依然存在。再者，联合用药获益尚缺乏充分试验依据。

## 84 什么情况下考虑联合应用降脂药物?

联合应用降脂药物主要应用于严重的高脂血症患者，因单用一种降脂药物可能难以达到理想的调脂效果，故可考虑采用联合用药。临床上常采用的联合用药是：① 对于严重高胆固醇血症，若单种药物的降脂效果不理想，可采用 HMG-CoA 还原酶抑制剂 + 胆酸螯合剂或 + 烟酸或 + 贝特类制剂。②对于重度高甘油三酯血症者，可采用贝特类 + 鱼油制剂或 + HMG-CoA 还原酶抑制剂。

## 85 他汀类药物与贝特类药物可以联合应用吗?

对于部分患者来说，服用单一的降脂药物，血脂降低难以达到预期的目标值。为了使血脂显著降低并达到目标值，需要考虑联合应用降脂药物。从降脂的角度来考虑，他汀类与贝特类联合应用，常能达到最佳的降脂效果。2000 年 6 月底在斯德哥尔摩召开的第 12 届国际动脉粥样硬化学术研讨会上，Betteridge 教授对降脂药物联合应用的安全性做了专题报告。他认为氟伐他汀20～80mg/d 与贝特类药物（吉非贝齐、苯扎贝特）、烟酸、树脂类等联合应用时，任一药物的药代力学均无变化，无患者发生肌病，肝功能亦无临床意义的改变；而降脂药物联合应用可获得更显著的降脂效果。

美国的 Grundy 等新近研究报道，辛伐他汀联合非诺贝特可以有效治疗混合型高脂血症，且耐受性良好。SAFARI 研究是一项多中心、随机、双盲和主动控制研究，共入选 618 例诊断为混合型高脂血症（150mg/dl＜空腹 TG＜500mg/dl，且 LDL-C＞130mg/dl）的患者（年龄 21～68 岁），经过 6 周的饮食控制和安慰剂洗脱期后，患者随机接受辛伐他汀单药治疗（20mg/d）或辛伐他汀（mg/d）联合非诺贝特（160mg/dl）治疗，共 12 周。结果联合治疗组患者的 TG 水平下降达 43%，而单药治疗组仅降低 20.1%（治疗差异达 23.6%，$P＜0.001$）。联合治疗组和单药治疗组的 LDL-C 水平下降分别为 31.2% 和 25.8%（治疗差异 5.4%，$P＜0.001$），HDL-C 水平的升高分别为 18.6% 和 9.7%（治疗差异 8.8%，$P＜0.001$）。未观察到与服药相关的严重不良反应，也没有患者出现肌痛或严重的肝功能异常。研究显示，辛伐他汀 20mg/d 联合非诺贝特 160mg/d 治疗可以有效地改善混合型高脂血症患者的脂蛋白指标，而且耐受性良好。

以上研究表明两者联用能更有效降低 LDL-C 和 TG 水平及升高 HDL-C 水平。贝特类药物包括非诺贝特、吉非贝齐、苯扎贝特等，以非诺贝特研究最多，证据最充分。非诺贝特适用于严重高TG 血症伴或不伴低 HDL-C 水平的混合型高脂血症患者，尤其是糖尿病和代谢综合征时伴有的血脂异常，以及高危心血管疾病患者他汀类治疗后仍存在 TG 或 HDL-C 水平控制不佳者。

然而，即便联合治疗获益颇多，但目前并不提倡他汀类与贝特类药物联合应用。由于他汀类和贝特类药物代谢途径相似，均有潜在损伤肝功能的可能，并有发生肌炎和肌病的危险，合用时发生不良反应的概率增多，因此他汀类和贝特类药物联合用药的安全性应高度重视。如少数情况需联合应用他汀类与贝特类药物时，则应注意两类药物的剂量都宜偏小，并不要在同一时间服用两药，如在早上服用贝特类药物，而在晚上服用他汀类药物，这样可避免两药血浓度高峰出现。同时，应更为密切地监测肝功能和观察肌病的表现。

## 86 他汀类药物与贝特类药物联用的安全性怎样？

虽然他汀类药物与贝特类药物联用可增加肌病危险，但适量他汀类药物与贝特类药物联用发生肌病危险相对较低，尤其对于那些没有多系统疾病或未同时服用多种药物的患者，其危险性更低。既往由于担心肌病的危险性，禁止他汀类药物与贝特类药物合用。最近，这种观念有了转变，联合用药越来越多，实践证明这在大多数患者中是安全的，在严密监测的前提下，ATP Ⅲ 也推荐在临床上对某些血脂紊乱患者考虑选择联合用药。

有些相对小规模的对照试验评价他汀类药物与贝特类药合用的安全性。总共约 600 例患者参加的联用他汀类药物和贝特类（主要为洛伐他汀和吉非贝齐联合）的几个临床试验，综合分析显示仅 1% 的患者 CK 超过正常上限 3 倍，并无肌肉症状，仅有 1% 患者因肌肉不适而停药，并且症状都不严重，没有横纹肌溶解和肌球蛋白尿的发生。

但仍必须重视药物相互作用问题：在美国的 31 例因横纹肌溶解死亡患者中发现，有 12 例合并使用了贝特类降脂药吉非贝齐。

早在 1999 年文献报道了第 1 例西立伐他汀与吉非贝齐合用引起严重横纹肌溶解，随后国外制药公司立即修改药品说明书，以粗体字注明禁止西立伐他汀与吉非贝齐合用。

大多数试验采用洛伐他汀与吉非贝齐联用。尽管药物说明书上警告他汀类药物慎与贝特类合用，但不同的贝特类药物对他汀类药物的药动学和安全性效果并不相同。吉非贝齐影响所有他汀类药物的药动学（氟伐他汀除外），与他汀类合用（尤其是西立伐他汀）发生肌病概率较高，而非诺贝特与辛伐他汀、西立伐他汀、洛伐他汀似乎并不发生有意义的相互作用，故与非诺贝特合用发生率较低。根据美国国家食品药品监督管理局（FDA）不良事件报告系统及其他有关资料，他汀类—吉非贝齐联用危险水平高于他汀类—非诺贝特联合。吉非贝齐抑制辛伐他汀、阿托伐他汀和西立伐他汀葡萄糖醛酸化，而葡萄糖酸化是这些他汀类药物羟基酸活性代谢产物消除的一条途径，故吉非贝齐干扰了他汀类药物的代谢过程。一项包括 36 个临床试验、由 1674 例患者参加的他汀类和贝特类两类药物联合应用的分析表明，肌病的发生率为 0.12%，未见横纹肌溶解。1.14% 患者因肌炎或 CK 升高而停药，0.48% 因转氨酶升高而停药。另在家族性混合性高脂血症研究中，随机接受普伐他汀 20mg/d 和吉非贝齐 1.2g/d 联合用药，辛伐他汀 20mg/d 和吉非贝齐 1.2g/d 联合用药，或辛伐他汀 20mg/d 和环丙贝特 10mg/d 联合用药，LDL 分别降低 35%、39% 和 40%，TG 降低 48%、54% 和 57%，HDL 升高 14%、25% 和 17%。一项由 120 例 2 型糖尿病和混合性高脂血症（无冠心病）患者参与的研究显示阿托伐他汀 20mg/d + 微粒化非诺贝特 0.2g/d 组，降低 LDL-C 46%，降低 TG 50%，升高 HDL-C 22%。FACT（氟伐他汀与联合治疗）研究入选 333 例冠状动脉疾病合并混合性脂质异常，与单用药物相比，氟伐他汀 40mg/d + 苯扎贝特 400mg/d 联合改善血脂较好。这些研究未见严重的安全性问题。

## 87 他汀类药物和贝特类药物联用应注意什么?

临床上联合应用他汀类药物和贝特类药物,需要注意选择适应证,并进行监测。其注意事项为:①如果患者已服用全量贝特类,加用他汀类药物以小剂量开始;反之,如患者正在服用低到中等剂量他汀类药物,加用贝特类时亦应从低剂量开始;或他汀类药物和贝特类均从最低有效剂量开始。其用法上也可采用晨起服贝特类,晚间服他汀类药物。②测定基线肝肾功能和肌酸激酶(CK)水平。③定期复查肝功能。④对于不存在肝肾功能损害或无肌病危险因素并正在接受他汀类药物治疗患者,如果发现转氨酶增加,但小于3倍ULN(正常上限)或CK增加小于5ULN,不伴有肌病症状,可在持续随访的情况下,仍给予他汀类药物治疗,但应在1周内复查相关指标。⑤指导患者注意肌病危险和警示性信号(如肌痛、无力,棕色尿)。⑥老年患者出现肌无力时应考虑肌病的可能,因为老年患者发生肌痛少于年轻者。⑦当出现肌病警示性信号、急性起病或住院时,应告知患者中断他汀类药物治疗。⑧一旦报告肌炎,立即检查CK。⑨不加用有相互作用的药物。

## 88 他汀类药物与烟酸联用的疗效与安全性怎样?

烟酸可全面调脂,不但可以降低胆固醇和TG,还可升高HDL-C。但由于烟酸不良反应较多,药物耐受性差,临床上未能广泛应用。近年来,由于缓释烟酸降低了部分不良反应,临床上烟酸又再次受到人们的重视。

他汀类与烟酸联合用药一般用于高胆固醇血症合并低HDL或高TG血症,FDA已批准洛伐他汀/Niaspan(Advicor)上市。他汀类药物与烟酸联合治疗临床试验（氟伐他汀20mg/d，洛伐他汀20~40mg/d，普伐他汀20~40mg/d，烟酸1~3g/d）汇总分析显示LDL降低25%~57%，HDL升高13%~36%，氟伐他汀20mg/d与烟酸3g/d联合降低LP（a）37%，普伐他汀20mg/d与烟酸3g/d合用减少小而密LDL43%。在安全性方面，肝毒性、肌病和横纹肌溶解症主要发生在服用缓释型烟酸（每天2次）。FDA报告871例与他汀类药物相关横纹肌溶解症中，仅4例是与烟酸合用时，而87例是与贝特类联用时。

为了观察Advicor的长期安全性和疗效，一项研究入选814例血脂异常患者，平均年龄59岁，使用4个递增剂量，进行为期52周的开放式试验。在第16周时LDL-C和TG分别减少47%和41%，HDL-C增加30%（$P < 0.001$）。LDL/HDL和TC/HDL则各减少为58%和48%。这些效果持续至1年试验结束时。LP（a）和CRP则降低25%与24%（$P < 0.01$）。Advicor耐受性好，最常见不良反应是颜面潮红，10%患者因此退出试验。其他不良反应包括胃肠道功能紊乱、瘙痒、皮疹和头痛，肝酶大于正常上限3倍者占0.5%，未见肌病发生。因此，服用Advicor每天1次，对多种脂质危险因素发挥明显效果，故可能是血脂异常新的治疗选择。

HATS（HDL动脉粥样硬化治疗研究）表明，与安慰剂比较，辛伐他汀（平均13mg/d）和烟酸（平均2.4g/d）显著降低心血管终点事件发生。冠脉造影量化结果显示动脉粥样硬化斑块消退。在代谢综合征亚组，辛伐他汀联合烟酸组降低心血管事件40%，冠脉病变进展减少90%。烟酸较严重的不良反应是肝毒性，这与烟酸血药浓度过大服用时间过长有关，服用持续释放型者血浆浓度高达几倍，发生肝功能异常比例高，服用速释型烟酸（2000mg/d）者出现肝功能异常小于3%，与他汀类药物联用并未增加不良反应，Niaspan肝毒性最少见（每天1片，睡前服用），该药溶解吸收时间为 8h，循环暴露时间少，肝酶超过正常上限 3 倍的比例约 1%。Niaspan（2000mg/d）与洛伐他汀（40mg/d）合用肝功能异常的发生率仍为 1% 左右。超过 5000 例患者参加的临床试验未见药物相关肌病或横纹肌溶解症发生。

近期，Christopher Sibley 等的研究发现在最优化他汀疗法基础上加用烟酸并未显著加速动脉粥样硬化斑块的消退。该研究结果显示，开始时两组间基线 LDL 和 HDL 水平无显著差异。随访 18 个月后共计 117 例患者完成试验，与他汀类治疗组相比，"烟酸 + 他汀类" 治疗组 HDL-C 水平相对增加了 17%，HDL-C 水平减少 10%，统计学差异不显著。研究 6 个月、12 个月和 18 个月时磁共振成像发现，两组间颈内动脉壁体积减小没有显著差异，他汀类治疗组每月减小 0.5%，而 "他汀类 + 烟酸" 治疗组每月减小 0.7%。由此得出结论，烟酸联合他汀类疗法并不优于他汀类单一疗法，两种疗法对斑块消退的影响相近，而患者只服用他汀类就可以达到推荐的 HDL-C 水平。

适量他汀类与贝特类药物联用发生肌病的危险性相对较低，他汀类药物与烟酸合用发生肌病的危险性更小。国外有不少有针对性的联用药物降脂试验，结果证明是有效和安全的。在药物联合方面，只要掌握适应证和禁忌证，调整用药剂量，可监测和随访，进行联合用药是安全的。Advicor 是缓释型烟酸（1000mg）和洛伐他汀（40mg）的复方制剂，DVOCATE 试验为比较 Advicor 与标准剂量阿托伐他汀 10mg 和辛伐他汀 20mg 的调脂效果，进行了为期 52 周的开放式试验。结果显示，在降低 LDL-C 方面，Advicor 与阿托伐他汀相当，比辛伐他汀更有效。而 Advicor 升高 HDL-C 作用优于二者，且全面改善血脂谱效果更明显，各组间因肝酶异常中断治疗的比例相似，未见肌病发生。

综上所述，他汀类药物与烟酸合用发生肌病的危险性低于他汀类联用贝特类。

## 89 烟酸与他汀类药物联用时注意事项有哪些?

临床试验结果表明,联合应用烟酸和他汀类药物应注意以下情况:①为使 LDL-C 达标,他汀类药物用量为所需的最低剂量,因为烟酸增加他汀类药物系统利用度,从而增加肌病危险性,这对老年人、女性和肾功能损害患者特别重要。②避免与下列药物同时使用:如大环内酯类抗生素,吡咯抗真菌药和 HIV 蛋白酶抑制剂,这些药物抑制 P450 3A4 肝酶系统或为其作用底物,洛伐他汀和辛伐他汀代谢主要经该酶代谢,这些药物和吉非贝齐可增加他汀类药物的体内浓度,增加肌毒性。③临床上要注意指导患者监测肌病体征和症状,了解下一步处理措施,一旦发现征兆,立即采取措施。

## 90 烟酸与他汀类药物、贝特类药物调脂效应的互补性怎样?

他汀类药物主要降低胆固醇,贝特类主要降低 TG,烟酸均可降低 TG、胆固醇,但其强度较前二者为弱,而其升高高密度脂蛋白的作用最强。三类药物对血脂和脂蛋白作用的互补效果见下表。

**三类降脂药物疗效比较**

| 参数 | 他汀类物药 | 烟酸 | 贝特类 |
|---|---|---|---|
| ↓ LDL-C | + + + | + | + ↓ ↑ |
| ↓ TG | + | + + | + + |
| ↑ HDL-C | + | + + + | + + |
| ↓ VLDL-C | + ~ + + | + + ~ + + + | + + + |
| ↓ LDL 颗粒数 | + + | + | + |
| ↑ LDL 颗粒大小 | + | + + + | + + |

## 91 烟酸与胆酸螯合剂联合疗效如何？

胆酸螯合剂主要为阴离子结合树脂，其既能增加胆固醇的转化，又能提高胆固醇合成酶的活性。在肠道内与胆酸不可逆结合，使胆酸在肠道内吸收减少，胆酸排除增加，促使胆酸合成增加，肝细胞消耗胆固醇增加；使血液中 LDL 和 TC 含量减少；通过肠道中 HDL-C 的合成增加 HDL-C 的水平。本类药物是公认的降低 TC 有效药，但不良反应多。目前临床主要有降脂葡胺（polidexide）、考来烯胺（Dholestyramine）、考来替泊（Colestpol）、地委烯胺（Divistyramine）以及最新上市的盐酸考来维仑（Colesevelam，hydrochloride）。

烟酸与胆酸螯合剂联用的优点是具有抗动脉粥样硬化作用。FATS（家族性动脉粥样硬化治疗研究）是为期两年半的冠脉造影消退试验，入选 146 例男性（年龄 <62 岁）冠心病患者，随机分为烟酸/考来替泊、洛伐他汀/考来替泊及常规治疗组。冠脉造影显示，烟酸/考来替泊组病变消退 52%，而常规组为 15%。在冠状动脉狭窄程度改善和减少临床事件方面烟酸/考来替泊组略好于洛伐他汀/考来替泊组。CLAS（降低胆固醇冠状动脉粥样硬化研究）入选 162 例男性 CHD 患者，烟酸和考来替泊联合治疗 2~4年，TC、LDL-C 和 TG 分别降低 27%、43% 和 22%。HDL-C 升高 37%。联合治疗使病变消退 39%，而对照组为 11%。UCSFSCOK（加利福尼亚大学西雅图动脉粥样硬化研究特设中心）随访 72 例 CHD 患者 2 年，分为烟酸 + 考来替泊 + 洛伐他汀组和安慰剂组，结果治疗组 TC、LDL-C、TG 分别降低 31%、39% 和 22%，HDL升高 26%，并伴有冠脉斑块消退。

## 92 他汀类药物与肠道胆固醇吸收抑制剂联合效果如何？

胆固醇吸收抑制剂是一类新的降胆固醇药物，它与小肠黏膜刷状缘膜小囊泡上的膜蛋白结合，可以选择性阻滞肠道内的胆固醇吸收，而不影响 TG，也不影响脂溶性维生素的吸收，其安全、耐受性良好。目前已上市的有依折麦布（Ezetimibe）。单药治疗（10mg/d）LDL-C 约降低 18%。由于他汀类药物是细胞内胆固醇限速酶即 HMG-CoA 还原酶抑制剂，可以造成细胞内游离胆固醇减少，并反馈性上调细胞表面 LDL 受体表达，加速血液中 VLDL 残粒和 LDL 清除。故他汀类药物与该类药物合用具有互补效果，该类药物与他汀类药物合用对 LDL-C、HDL-C 和 TG 的作用进一步增强。Ⅲ期临床试验中与辛伐他汀 10mg/d 联合应用，在降低 LDL-C、TG 和升高 HDL-C 方面优于单用辛伐他汀。依折麦布 10mg/d 与非诺贝特（20mg/d）合用降低 LDL-C 幅度优于单一使用这两种药物。另外，依折麦布不经过细胞色素 P450 系统代谢，联用时未见发生有临床意义的药物间药代动力学相互作用。单用依折麦布治疗不需安全性指标的监测。但如果与他汀类药物类合用，则需要监测肝酶和 CK 等安全性指标。

## 93 胆固醇酯转运蛋白抑制剂的前景如何？

胆固醇酯转运蛋白（CETP）抑制剂包括 Torcetrapib、Dalcetrapib、Evacetrapib。2007 年在 ACC 年会上公布了关于 Torcetrapib 的三项研究结果，这些研究结果表明 CETP 抑制剂 Torcetrapib 虽然能显著提高 HDL-C 水平，但并未给患者带来预期的获益。随后 DAL-OUTCOMES 研究表明，应用 Dalcetrapib 仅能升高 HDL-C 水平，却没能减少 ACS 患者不良终点事件（冠心病死亡、非致死性 MI、缺血性卒中、不稳定型心绞痛或心脏骤停复苏的复合终点）的发生。

2016 年 ACC 公布的 ACCELERATE 研究再次显示，尽管 Evacetrapib 可使 HDL-C 升高 130%，并使 LDL-C 降低 37%，血脂参数如此显著地改变却没能带来主要心血管事件的减少（心血管死亡、心梗、卒中、血运重建或不稳定型心绞痛入院复合终点）。这些研究对于 CETP 抑制剂的否定，提示我们需要对 HDL-C 做更深入的研究。

## 94 FDA 为什么撤回贝特类、烟酸类与他汀类联合用药的审批？

ACCORD-LLA 血脂研究是一项前瞻性、多中心、随机、安慰剂对照试验，纳入了 5518 例心血管高危的糖尿病患者，在辛伐他汀基础上联用非诺贝特或安慰剂，平均随访 4.7 年，主要终点为复合心血管事件（心血管死亡、非致死性心梗和非致死性卒中）。结果显示，对于血糖控制良好的高危 2 型糖尿病患者，非诺贝特与安慰剂相比能够显著升高 HDL-C 和降低 TG，但两个治疗组的主要终点和二级终点均无显著差异。随后公布的 HPS2-THRIVE 研究是迄今规模最大的研究，其中包括中国患者 10 932 例，评价烟酸对心血管高危人群疗效和安全性的研究同样未得到阳性结果，即他汀类基础上联合缓释烟酸复片未能进一步降低心血管终点事件发生率，反而显著增加了某些不良事件的发生率。

2011 年美国心脏学会（AHA）科学年会上公布的烟酸和他汀类药物联合治疗动脉粥样硬化回归和心血管事件的预防试验（AIM-HIGH 研究）计划随访观察 5 年的研究因无效提前 2 年终止。该研究发现，接受烟酸治疗的患者中，HDL-C 显著升高，TG 水平和 LDL-C 下降，但主要复合终点（冠心病死亡、非致死性心梗、缺血性卒中、ACS 入院、冠状动脉或脑血管重建）与安慰剂组无慢性差异。随后公布的 HPS2-THRIVE 研究是迄今规模最大的研究，其中包括了中国患者 10 932 例，该研究用于评价烟酸对于心血管高危人群疗效和安全性研究，同样没有得出阳性结果。即在他汀类基础上联合烟酸缓释片未能进一步降低心血管终点事件发生率，不良事件反而增加。

从 ACCORD-LLA、AIM-HIGH 到 HPS2-THRIVE 研究，在他汀类治疗严格控制 LDL-C 水平的基础上，联合贝特类或烟酸虽然显著提高 HDL-C 并降低 TG 却未显示出明确的心血管获益。因此，FDA 于 2016 年 4 月撤回了此前非诺贝特酸缓释剂、缓释烟酸与他汀联合用药治疗高胆固醇血症的批文，涉及烟酸缓释剂、非诺贝特酸缓释剂、缓释型烟酸/洛伐他汀、胆固醇酯转运蛋白（缓释型烟酸/辛伐他汀）。

## 95 吸烟是否会影响他汀类药物的疗效？

吸烟是心血管病的重要独立危险因素。在冠心病的一级预防试验中，吸烟者危险高出非吸烟者 74%～86%；在二级预防试验中吸烟者危险高出非吸烟者的 23%～61%。药物临床试验显示他汀类药物可以显著降低缺血性心脏病的发病率和病死率，而吸烟对这些试验的结果具有明显不良影响。在冠心病一级和二级预防试验中，吸烟可以明显增加安慰剂和治疗组事件发生率。如一级预防试验中安慰剂组吸烟者相对危险比不吸烟者高，二级预防试验也相应表明非吸烟未服用他汀类药物者与吸烟服用他汀类药物者发生心脏事件的危险性相似，似乎吸烟抵消了他汀类药物的疗效。与服用他汀类药物治疗显著减少吸烟者发生心血管事件的危险性对比，服用他汀类药物的非吸烟者预后最好（一级预防：洛伐他汀或普伐他汀；二级预防：普伐他汀或辛伐他汀），而发生事件危险性最高的是安慰剂组吸烟者，从而提示吸烟可以影响他汀类药物的疗效。

# 第 五 章

# 合理膳食与健康的生活方式
# 对血脂异常的影响

生活方式是指人们日常活动中的习惯、习俗和嗜好等。

改善生活方式是冠心病防治的基础和前提。

改善生活方式包括合理饮食、坚持运动、限酒和戒烟，合理饮食的关键是控制总量。

饮食治疗的血脂目标值应根据血清 LDL-C 水平和拟达到的 LDL-C 水平，以及是否患有冠心病而定。

适当强度和持久的锻炼，能促进机体的代谢，改善血脂构成，调节血脂异常。

男性理想体重 = 身高（cm）－100；女性理想体重 = ［身高（cm）－100］×0.9。

全面调脂包括降低 LDL-C 和升高 HDL-C 两个方面。

## 96 什么是生活方式，为什么要改变？

生活方式是一个内容相当广泛的概念，它既包括人们的衣、食、住、行、劳动、工作、休息、娱乐、社会交往、待人接物等物质生活，也包括价值观、道德观、审美观，以及与这些方式相关的方面。简单讲，生活方式是指人们日常活动中的习惯、习俗和嗜好等。研究表明，不良的生活方式与冠心病（CHD）及其危险因素有密切关系。饮食中的胆固醇摄入过多可导致血脂过高、血液黏稠度高、血流减缓、血管弹性降低等，从而引起冠状动脉粥样硬化；钠盐（主要是食盐及盐制品）摄入过多可直接影响血压；吸烟是 CHD 的独立危险因素，肥胖、缺乏活动、社会心理因素、种族风俗为 CHD 的促发危险因素。改变上述生活方式可明显降低 CHD 的发生率，是 CHD 一级和二级预防的重要部分，也是冠心病治疗的基础。

## 97 改变生活方式的经济学效益如何？其内容包括哪些？

随着社会的发展，疾病谱和死亡谱都在发生变化，人类的主要死因已由原来的急性传染病和感染性疾病为主，转向以慢性非传染性疾病为主。现代人的三大死亡原因是癌症、心血管疾病和脑卒中，而且慢性非感染性疾病的最大特点是日常生活中临床表现不明显，容易被忽视，一旦发病后果严重。所以，疾病的防治策略也要完全改变。事实证明，慢性非感染性疾病不是社会经济发展的必然产物，而主要是由于人们的健康意识不强、不良生活方式所致，对这类疾病的预防不再依靠药物，而是主要通过合理的膳食和增加运动等健康的生活方式。通过倡导健康的生活方式，使人们逐渐培养和形成良好的生活方式和卫生习惯，这类疾病多数是可以预防的，而且投入少、效果好。在预防心血管病的多种有效干预手段中，最廉价的是健康教育，最贵的则是调脂治疗。有人计算过，1元的健康教育投入可以产生8元甚至更多的回报（可以节省8元以上的医疗费），具有良好的经济学效益。

改善生活方式是冠心病防治的基础和前提，改善生活方式包括低脂饮食、戒烟、运动、减轻体重、改变久坐的生活习惯等。美国国家胆固醇教育计划（NCEP）成人胆固醇治疗组Ⅲ（ATPⅢ）推荐的治疗性生活方式改变主要有以下几点：①减少饱和脂肪酸（小于总热量7%）和胆固醇的摄入（<5.2mmol/L）；食用具有降低低密度脂蛋白（LDL）作用的食物如植物固醇（2g/d）和黏性（可溶性）纤维（10~20g/d）；③减轻体重；④增加体力活动。

结合国内情况，专家提出以下建议：①控制体重，使体重指数（BMI）保持在18.5~23.9kg/m²，男性腰围≤85cm，女性≤80cm；②合理膳食，如低脂、适度限制钠盐以及适量饮酒，重视水果、蔬菜和低脂奶类制品的摄入等；③每周至少3~4次、每次30分钟的运动，运动强度要适度（达最大心率的55%~80%）。ATPⅢ饮食治疗方案见下表。

**ATPⅢ饮食治疗方案**

| 营养素 | 推荐摄入量 |
|---|---|
| 饱和脂肪酸 | <7%总热量 |
| 多不饱和脂肪酸 | >10%总热量 |
| 单不饱和脂肪酸 | >20%总热量 |
| 总脂肪 | 占总热量25%~35% |
| 碳水化合物 | 占总热量50%~60% |
| 纤维 | 20~30g/d |
| 蛋白质 | 占总热量的15%左右 |
| 胆固醇 | <200mg/d |
| 总热量 | 能量摄入和消耗平衡，维持理想体重，防止体重增加 |

## 98 合理饮食在降脂治疗中的地位如何？

对于高脂血症患者来讲，饮食疗法是各种高脂血症治疗的基础，尤其是对原发性高脂血症患者，更应首选饮食治疗。即使是在进行药物性降脂治疗时，饮食疗法仍然应该提倡。饮食治疗对甘油三酯（TG）的降低作用较为明显，也能使血清胆固醇降低 2% ~ 8% 。同时合理饮食还能促进降脂药物的降脂效果，并具有改善糖耐量、增强胰岛素敏感性和减轻肥胖者体重等功效。

## 99 合理饮食治疗的原则和确定饮食量的依据是什么？

合理的饮食治疗应以维持身体健康和维持恒定的理想体重为原则。饮食治疗的内容是降低饱和脂肪酸和胆固醇的摄入量，控制总热量和增加体力活动，以达到热量平衡；同时，为了防治高血压还应减少食盐摄入量。合理的饮食量以下述 3 方面为依据：①基础代谢（BM）所必需的能量（指清醒、静卧、空腹和无情绪紧张状态下所需能量）——基础代谢率（BMR）：BMR = 体重（kg）×24kcal/d；②食物的特殊动力作用能量消耗（指食物消化、吸收、代谢过程中的能量消耗），约占食物提供总热量的10%；③活动时额外消耗，如坐着工作需要在 BMR 基础上增加30%，中度和重度体力活动分别需要增加 40% 和 50%，相应的能量需要又与体重成正比。

## 100 饮食治疗的血脂标准以及需达到的目标值是什么?

国际上通常采用 ATPⅢ 所提出的最新建议,治疗高胆固醇血症,将血清低密度脂蛋白胆固醇(LDL-C)视为降低胆固醇治疗的主要目标。根据这个原则,饮食治疗的血脂目标值应根据血清 LDL-C 水平和拟达到的 LDL-C 水平,以及是否患有冠心病而定(详见下表)。理想的 TG 水平是 1.7mmol/L 以下,高密度脂蛋白胆固醇(HDL-C)≥1.04mmol/L,这主要是针对特殊的血脂异常类型,如轻中度 TG 升高(2.26~5.647mmol/L)。LDL-C 达标仍为主要目标(主要针对各种类型冠心病而言);而对于重度的高 TG 血症(>5.657mmol/L),为防止胰腺炎的发生,首先应积极降低 TG。

饮食疗法选择 LDL-C 的标准与治疗目标

| 危险分层 | 现有水平 | 治疗目标 |
| --- | --- | --- |
| 冠心病或等危症(等同危险者) | ≥2.6mmol/L | <2.6mmol/L |
| 无冠心病,危险因素 >2 个 | ≥3.4mmol/L | <3.4mmol/L |
| 无冠心病,危险因素 <2 个 | ≥4.1mmol/L | <4.1mmol/L |

## 101 合理饮食的具体方案是什么?

根据现有的资料,合理饮食的具体方案包括如下内容:

(1)保持热量均衡分配,饥饱不宜过度,不要偏食,切忌暴饮、暴食或塞饱式进餐,改变晚餐丰盛和入睡前吃夜宵的习惯。

(2)主食应以谷类为主,粗细搭配,粗粮中可适量增加玉米、燕麦等成分,保持糖类供热量占总热量的 55% 以上。

（3）增加豆类食品，提高蛋白质利用率，以干豆计算，平均每日应摄入30g以上，或豆腐干45g，或豆腐75～150g。

（4）在动物性食物的结构中，增加含脂肪酸较低而蛋白质较高的动物性食物如鱼、禽、瘦肉等，减少陆生动物脂肪摄入。最终使动物性蛋白质的摄入量占每日蛋白质总摄入量的20%，每日总脂肪供热量不超过总热量的30%。

（5）食用油以植物油（非固体油）为主，植物油固然能提供不饱和脂肪酸，且其和动物油一样能提供较高热量；有些植物油（如棕榈油）也含有一定量的饱和脂肪酸，故植物油也不应摄入过多，每人每日用量以25～30g为宜。

（6）膳食成分中应减少饱和脂肪酸，增加不饱和脂肪酸，以脱脂奶代替全脂奶，使饱和脂肪酸供热量不超过总热量的10%，单不饱和脂肪酸占总热量的10%～15%，多不饱和脂肪酸占总热量的7%～10%。

（7）提高多不饱和脂肪酸与饱和脂肪酸的比值（P/S），西方膳食推荐方案应达到的比值为0.5～0.7，我国传统膳食中因脂肪含量低，P/S一般在1以上。

（8）膳食中胆固醇含量不宜超过200mg/d。

（9）保证每日摄入的新鲜水果及蔬菜达400g以上，并注意增加深色或绿色蔬菜比例。

（10）减少精制米、面、糖果、甜糕点的摄入，以防摄入热量过多。

（11）膳食成分中应含有足够的维生素、矿物质、植物纤维及微量元素，但应适当减少食盐摄入量。

（12）适量饮酒。

（13）少饮含糖多的饮料，多喝茶。

## 102 怎样进行饮食调整?

改善生活方式是治疗高脂血症和心血管病的基础，包括合理饮食、坚持运动、限酒和戒烟。合理饮食的关键是控制总量，如八成饱与合理搭配，限制食盐摄入，以清淡为宜。按我国营养学会推荐的平衡膳食方案，每人每天推荐量：谷类食物 300 ~ 500g，蔬菜 400 ~ 500g，水果 100 ~ 200g，鱼虾类 50g，畜禽肉 50 ~ 100g，蛋类 25 ~ 50g，奶类 100g，豆类 50g，油脂类 < 25g。对于防治高脂血症来讲，应强调低脂饮食，不吃肥肉和猪油，少用黄油，饮用低脂奶，用鱼油或不饱和脂肪烹调代替饱和脂肪。从定量的角度，胆固醇摄入应小于 200mg/d，饱和脂肪量小于进食总热量的 7%，纤维类 20 ~ 30g/d，单不饱和脂肪酸和多不饱和脂肪酸分别达到总热量的 20% 和 10%，碳水化合物占进食总热量的 50% ~ 60%，蛋白质占 15%，详见下表。

**高胆固醇血症膳食疗法**

| 食物 | 膳食疗法 |
|------|---------|
| 肉、鱼、禽类 | 共 <150g/d，其中鱼≥2 次/周 |
| 奶制品 | 无脂或 1% 的低脂牛奶及其制品，≥0.25kg/d |
| 蛋类 | 2 个/周 |
| 水果 | 中等大小 1 ~ 2 个，100 ~ 200g/d |
| 蔬菜 | 400 ~ 500g |
| 谷物、大米和干豆 | 200 ~ 300g/d，选择全麦、豆类食物，少吃精制食品、油炸食品和糕点，可偶尔吃低脂甜食 |
| 其他 | 必要时，2 ~ 3g 植物固醇 |

## 103 哪些食物或蔬菜能降低血脂?

食物是我们生存所必需的物质,尽管有些食物的降脂效果还缺乏证据,但其至少不像药物一样有副作用,食物是相对安全的,常见的食物如下。

(1)大蒜:大蒜中的蒜辣素等成分能降低胆固醇和 TG 在血液中的浓度,并能减少肝脏合成胆固醇。对有益的 HDL 蛋白有增加作用,使人们患冠心病的危险大为减少。大蒜的提取物能减慢心率,增强心脏的收缩力,扩张末梢血管,起到防治高血压和预防脑卒中的作用。

大蒜还含有丰富的微量元素硒,有益于预防心血管疾病。另外,近年流行病学调查发现,大蒜还能抑制致癌物亚硝酸盐在人体中的合成与吸收,从而发挥抗癌作用。

大蒜还可降低血糖,提高血液中的胰岛素水平。动脉硬化患者,每天坚持吃 3 瓣大蒜,可使病情出现逆转,逐渐得到改善。大蒜还可阻止血小板凝集,稀释血液,防止血栓形成。

(2)洋葱:洋葱几乎不含脂肪,却含有前列腺素 A、生物活性物质二烯丙基二硫化物及含硫氨基酸等成分,是天然的血液稀释剂。

前列腺素 A 是较强的血管扩张剂,能激活血溶纤维蛋白活性成分,可以降低人体外周血管和心脏冠状动脉的阻力,对抗体内儿茶酚胺等升血压物质,并能促进引起血压升高的钠盐等物质的排泄,具有降低血压和预防血栓形成的作用。二烯丙基二硫化物及含硫氨基酸有预防血管硬化及降低血脂的功能。

高血脂患者经常吃洋葱,体内的胆固醇、甘油三酯和脂蛋白水平均会明显下降。常吃洋葱可以预防血脂代谢紊乱,长期稳定血压,改善血管硬化。

洋葱对人体动脉血管有很好的保护作用。动脉硬化及冠心病患者，每日吃 50～70g 洋葱，效果比较理想。此外，洋葱还具有利尿和防癌作用。每天只需半个生洋葱，便可起到防病作用。

（3）香菇：香菇营养丰富，含有 16 种氨基酸（其中 7 种是人体必需的氨基酸）、多种不饱和脂肪酸、多种维生素及降血脂物质等。

中医药学认为，香菇性平、味甘，有消食、去脂、抗癌、抗病毒、降血压等功效。香菇所含纤维素能促进胃肠蠕动，预防便秘，减少肠道对胆固醇的吸收。香菇还含有香菇嘌呤等核酸类物质，能促进胆固醇分解。

有验方"香菇降脂汤"，鲜香菇 60g，以植物油炒过，放砂锅里加水煮沸 10 分钟，每日饮用，对患有高脂血症和动脉硬化的患者有明显的降血脂作用。

（4）黄瓜：黄瓜又叫王瓜、胡瓜，按外形分为刺黄瓜和鞭黄瓜，有清热、解渴、利尿作用。黄瓜含有大量纤维素，能促进肠道排出食物废渣，减少胆固醇的吸收；抑制体内糖类转变成脂肪，有减肥和调整脂质代谢的特殊功效。

患有高脂血症且体重超重的人多吃黄瓜，能降血脂、降血压，有利于减肥。黄瓜还含有丰富的钾，能加速血液的新陈代谢，排出体内多余的盐分，有益于肾炎、膀胱炎患者的康复。

（5）红薯：别称白薯、甘薯、山芋、地瓜。红薯含有大量胶原和黏多糖物质，能保持血管弹性，润滑关节，防止肝肾结缔组织萎缩。

近代营养学发现，红薯能预防心血管系统的脂质沉积及动脉粥样硬化，促使皮下脂肪减少，避免出现过度肥胖，是有效的降血脂保健食品。所含大量钾和胡萝卜素，有益于维持心脏功能和血压正常，预防脑卒中。

（6）茄子：又叫落苏，有白茄、紫茄之分，含有多种维生素，其中维生素 P 能增强细胞黏着性，改善微血管弹性，防止微血管出血。近代临床医学研究证实，茄子能有效降低体内胆固醇的含量，防止高脂血症引起的血管损害，对于高血压、高血脂、脑出血以及动脉硬化、眼底出血等患者，茄子是降脂保健的最佳蔬菜。

（7）绿豆：也叫吉豆。伏天，清凉甘美的绿豆汤是祛暑的大众饮品。此外，绿豆还能降低血脂、保护心脏、防治冠心病。绿豆粉做成的食品，能有效降低血清胆固醇、TG 和 LDL，明显减轻冠状动脉粥样硬化病变。

临床观察发现，高脂血症患者每日进食 50g 绿豆食品，其降低血清胆固醇的概率达 70%，TG 变化不大。食用绿豆无副作用，可补充蛋白，减少饥饿感，适用于血脂升高伴肥胖或糖尿病者。

（8）花生：花生含有大量植物蛋白，所含脂肪为不饱和脂肪酸和甾醇。花生降低血液中胆固醇的有效率达 12%～15%。因为花生在小肠内经消化后与胆汁接触，能吸收胆汁内的胆固醇，从而降低胆固醇的含量。

花生还含有丰富的维生素 E，可使血液中血小板沉积在血管壁的数量减少，加强毛细血管的收缩功能，改善凝血因子缺陷，使血管保持柔软通畅，对防治冠心病有积极作用。花生还含有卵磷脂，可益智健脑、延缓衰老。花生对于各种出血症，如血友病、血小板减少性紫癜及功能性子宫出血等，都有辅助疗效。

（9）山楂：山楂含有三萜类、生物类黄酮和丰富的维生素 C，具有扩张血管壁、降低胆固醇和甘油三酯以及降低血压等作用。另外，还含有山楂酸、柠檬酸，均有显著的降血脂功效，只是有的老年人食用山楂会引起反酸等胃部不适，须酌情慎用。山楂含钙量很高，对中老年人补钙有益。

（10）玉米油：玉米胚的所有成分中植物脂肪占 52%，玉米油是从玉米胚芽中提炼出来的一种优质油脂，消化率高，稳定性好，而且有预防和治疗心血管病的作用。

玉米油还含有极丰富的不饱和脂肪酸，可促进类固醇和胆酸的排泄，阻止胆固醇的合成和吸收，使胆固醇不易在动脉壁沉积，防止动脉硬化。此外，玉米油含谷胱甘肽，有很好的抗癌作用，并含有极丰富的硒、维生素 A、维生素 E、卵磷脂及谷氨酸，可益智健脑、延缓衰老。

（11）深海鱼油：很早以前人们便发现，生活在邻近北极的因纽特人的冠心病发病率很低。科学家们进一步研究发现，这些以渔猎为生的人们，多以海鱼为主食，因而联想到食海鱼可能有预防冠心病的作用。

所以，国内外已利用鱼油制作成多种降脂药品，如多烯康、脉络康及鱼烯康等。还有不少人将深海鱼油作为降脂补品服用，甚至有人从大洋彼岸购买回来作为时尚礼品馈赠亲朋好友。

鱼油中含有哪些具有降脂作用的物质呢？这是目前许多人关注的话题。实际上，后来的研究证实鱼油中的主要成分是多价不饱和脂肪酸，以二十碳五烯酸和二十二碳六烯酸为主。当摄入较大剂量时具有轻微降低 TG 和升高 HDL 的作用。

值得注意的是，目前对深海鱼油的宣传已言过其实，尤其是市面上可买到的深海鱼油，所含的二十碳五烯酸和二十二碳六烯酸量都不是很高，难以产生明显地降血脂作用，人们对鱼油类保健品不要过于迷信。特别提醒，过期的深海鱼油很容易被氧化，氧化后的深海鱼油不但无益反而对身体有害。在降脂方面，很多人热衷于吃保健品，例如远赴国外购买"阿拉斯加深海鱼油"之类的产品送给长辈"表孝心"。目前一般认为，深海鱼油几乎没有降胆固醇的作用，也不能减少心脑血管事件的发生。

## 104 茶、咖啡对血脂的影响如何?

茶叶品种繁多,均含有茶褐素、茶红素和茶黄素等成分。近年来从茶中提取茶色素,茶色素具有广泛的生物学活性,早在60年代所进行的动物实验中即发现茶色素对血脂代谢有影响。实验发现,茶色素能降低高脂血症家兔主动脉壁中胆固醇的含量,说明茶色素具有影响脂质代谢、抑制实验动物动脉粥样硬化形成的作用。近20年国内外的实验研究还证实,茶色素具有抗凝、促进纤溶、减少血小板聚集、清除自由基、减少心肌再灌注损伤等多方面作用。绿茶是未经发酵的茶,所含各种营养素、维生素和微量元素等比经发酵加工的红茶多。在调节血脂代谢,防止动脉粥样硬化的作用方面也优于红茶。

咖啡也是常见的饮料,饮用咖啡是否对血脂有影响尚未达成共识,仅有少数报道认为喝大量咖啡可能使血中游离脂肪酸增加、血清 TC 升高。

## 105 维生素对血脂的影响如何?

目前认为对于血脂影响较大的维生素主要是维生素 C 和维生素 E。

(1) 维生素 C:维生素 C 是碳水化合物的衍生物,是体内的还原剂,并参与某些酶的成分,其在体内的含量与摄入量有关,也受年龄、性别、代谢及病情的影响。体内每日代谢消耗的维生素 C 量约为 34~62mg。因各国饮食习惯不同,故每日推荐剂量也有差异,我国的推荐剂量为 60~100mg/d。一般认为,维生素 C 可以降低血脂水平,其机制如下,①促进胆固醇降解、转化为胆汁酸,从而降低血清 TC 水平;②增加脂蛋白脂酶活性,加速血清极低密度脂蛋白胆固醇（VLDL-C）及 TG 降解，从而降低 TG 水平。动物实验观察到，慢性维生素 C 缺乏的大鼠肝内胆固醇转化为胆汁酸的转化率极低，血清 TC 水平升高，组织和血管壁内 TC 聚集。有研究显示，每日给予维生素 C 500~1000mg，可以使多数老年人血清 TC 水平降低、HDL-C 水平升高，但对于体内维生素 C 水平较高的青年人则无作用。

维生素 C 是一种生理性抗氧化剂，可以对抗由自由基引发的脂质过氧化反应，具有抗氧化、抗动脉粥样硬化作用。尽管维生素 C 对于调节血脂的作用尚不太稳定，但它仍被认定为是重要的抗动脉粥样硬化的维生素，特别是对于体内维生素 C 缺乏的老年人更为有益。

维生素 C 不能在体内合成，必须从食物摄取，或用维生素 C 制剂补充。水果和绿叶蔬菜中均含有丰富的维生素 C，但由于维生素 C 不耐热，易溶于水，在空气中容易被氧化，特别是遇到碱性物质时更易被破坏。因此，在加工含有维生素 C 的食品时要特别注意。

（2）维生素 E：维生素 E 与维生素 C 不同，它是脂溶性抗氧化剂（自由基清除剂）。近来大量研究证实，动脉粥样硬化的发生率及严重程度与 LDL-C 水平、LDL-C 颗粒大小，以及 LDL 是否被氧化修饰有关。LDL 在体内经过化学、过渡金属离子或脂加氧酶的氧化（自由基）修饰，产生了氧化修饰的 LDL（OX-LDL）。OX-LDL 的特点是容易被体内巨噬细胞识别和摄取，这些巨噬细胞摄取 OX-LDL 后，大量的胆固醇沉积到动脉内膜下转变为泡沫细胞。此外，OX-LDL 还可以阻止 HDL-C 对于胆固醇的逆向转运，从而不利于泡沫细胞的消退。研究表明，在上述 LDL 的氧化修饰过程中，体内具有抗氧化功能的维生素 E 水平逐渐降低，此时补充维生素 E 不但可以补充在 LDL 氧化修饰过程中丢失的维生素 E，还可以增强抗 LDL 氧化的能力，减少 OX-LDL 的产生。动物实验发现，家兔体内缺乏维生素 E，10 周内血清 TC 水平可以升高 60%，其中主要是 LDL-C、VLDL-C 的升高；给予喂养胆固醇而形成的高胆固醇血症的家兔大剂量维生素 E 4 周后，血清 TC 水平开始下降，8 周后可以降低 50%。此外，维生素 E 还可以增强分解胆固醇的酶的活性，促进胆固醇的转运和排泄。

最近文献报道，连续 4 周每日给实验用高脂血症大鼠喂养大豆磷脂合剂（富含维生素 E 和大豆磷脂），可以使大鼠血清及肝脏脂质过氧化物、主动脉壁 TC 和 TG 水平明显下降，血清 HDL-C 水平明显升高。另有人观察到，将维生素 E、维生素 C、维生素 $B_2$ 三者联用，其效果优于维生素两两联用或单用维生素 E 组。同时观察到，三者联用还可以降低食饵性（即喂养诱发的）高脂血症大鼠的血清 TC 水平，升高 HDL-C 水平。上述两组实验说明，维生素 E 和大豆类或其他维生素联用，可以取得抗氧化和调节血脂的协同作用，并提示较低剂量的药物联用比单一大剂量用药更为高效且安全。

## 106 含有较多脂肪和胆固醇的食物有哪些？日常食用动物类食物的胆固醇含量怎样？

饱和脂肪主要来源于动物性食物，如动物油、肥肉、全脂奶等，人造奶油、椰油、氢化或部分氢化的植物油含饱和脂肪也较多。另外一些来源于植物的油类，菜油（酥油）、猪油，牛油、椰子油含饱和脂肪酸比例较多，而红花种子油、向日葵油、玉米油和大豆＋棉籽油含不饱和脂肪酸比例较高。食物中的胆固醇主要来源于动物性食物，脑、脊髓、卵黄、肝脏中的胆固醇含量较高，肥肉比瘦肉中的含量高。有资料报道一个蛋黄含胆固醇约 270mg，125g 猪脑含胆固醇约 3500mg，125g 牛肝含胆固醇约 440mg，125g 牛腰含胆固醇约 300mg。

日常食用动物类食物胆固醇的含量具体见下表。

**日常食用动物类食物胆固醇的含量**

| 食物名称 | 胆固醇含量<br>（mg/100g） | 食物名称 | 胆固醇含量<br>（mg/100g） | 食物名称 | 胆固醇含量<br>（mg/100g） |
|---|---|---|---|---|---|
| 鸭油 | 55 | 鲫鱼 | 93 | 蹄筋 | 117 |
| 瘦牛肉 | 63 | 鳜鱼 | 93 | 黄鳝 | 117 |
| 瘦羊肉 | 65 | 带鱼 | 97 | 白鱼 | 118 |
| 鲳鱼 | 68 | 黑花鲢 | 97 | 广式腊肠 | 123 |
| 京式腊肠 | 72 | 黄鱼 | 100 | 羊肚 | 124 |
| 黑鱼 | 72 | 牛舌 | 102 | 牛心 | 125 |
| 甲鱼 | 77 | 白鲢 | 103 | 羊心 | 125 |
| 瘦猪肉 | 77 | 干酪 | 104 | 牛肚 | 132 |
| 羊舌 | 147 | 鱼松 | 240 | 鹌鹑蛋 | 674 |
| 鸡血 | 149 | 牛肝 | 257 | 咸鸭蛋 | 742 |
| 对虾 | 150 | 鱿鱼 | 265 | 河虾 | 896 |
| 河蟹 | 150 | 黄油 | 295 | 鸡蛋黄 | 1105 |
| 猪心 | 158 | 猪肺 | 314 | 松花蛋 | 1132 |
| 猪肚 | 159 | 墨鱼 | 323 | 鸭蛋黄 | 1522 |
| 螺肉 | 161 | 羊肝 | 323 | 羊脑 | 2099 |
| 猪肉松 | 163 | 凤尾鱼 | 330 | 咸鸭蛋黄 | 2302 |
| 奶油 | 168 | 海蟹黄 | 362 | 牛脑 | 2670 |
| 肥羊肉 | 173 | 猪肝 | 368 | 猪脑 | 3100 |

## 107 植物固醇作用有哪些？

植物固醇是构成细胞膜的重要成分，由于它的分子结构与胆固醇极为相似，可以竞争性抑制肠内胆固醇酯的水解，促进肠壁内游离胆固醇的再酯化，进而促使胆固醇自粪便中排泄；植物固醇竞争性地占据微粒内胆固醇的位置，影响胆固醇与肠黏膜细胞接触的机会，从而阻碍其吸收。

已证实含有植物固醇的食物能降低血浆胆固醇水平。美国食品药品监督管理局（FDA）指出每天摄取 2.6g 的植物固醇能降低人体血清总胆固醇 10% 左右，而对血 HDL-C 和 TG 无作用，如果每天摄取超过 3g，就不再进一步降胆固醇的水平，故 ATPⅢ 推荐的加强膳食指导植物固醇的摄入量为 2g/d。

## 108 富含纤维素的食物有哪些？纤维素的作用有哪些？

膳食纤维的主要成分是非淀粉的多糖类，它包括纤维素、半纤维素、β-葡聚糖、果胶和树胶。纤维又可分为不溶性纤维和可溶性纤维，不溶性纤维有纤维素、半纤维素；可溶性纤维有果胶、树胶和 β-葡聚糖。

富含纤维素的食物如下。①粮食类：大米、小麦、玉米、麦麸、粗加工的谷类、爆米花等；②豆类：大豆、赤豆、绿豆、蚕豆、青豆等；③蔬菜类：青菜、菠菜、油菜、白菜、芹菜、红薯、山药、马铃薯、萝卜、西红柿、黄瓜等；④水果类：苹果、梨、桃、杏、枣、柑、橙、香蕉、山楂、杨梅、李子、葡萄、西瓜、无花果、猕猴桃等。

美国膳食协会建议每人每日摄取膳食纤维 20～30g，平时多食蔬菜、水果和谷类食物以增加纤维素的摄入。

纤维素可降低胆固醇水平。有资料显示，可溶性纤维素每增加 1g，LDL-C 平均下降 0.057mmol/L（美国膳食指南，2000 年）。可溶性纤维降低胆固醇的原理与人体内的胆固醇代谢有关：人体在消化时，肝脏分泌大量的含有胆固醇的胆汁酸，以利于脂肪的吸收。而可溶性纤维就像海绵一样，吸收大量的胆汁酸，阻止其进入血液，可增加胆酸的排泄。肝脏就要从血液中"吸取"胆固醇补充到胆汁酸库中，增加了胆固醇到胆酸的转换率，从而降低胆固醇。不溶性纤维的作用主要为促进肠道的蠕动，预防便秘；延缓胃的排空速率和淀粉在小肠内的消化，减慢葡萄糖在小肠的吸收，使餐后血葡萄糖的曲线变平。

## 109 运动能降低血脂吗？怎样进行运动指导？

生命在于运动，流行病学研究发现，从事体育运动或重体力劳动的人的血清中 TC 和 TG 水平，比同年龄段的从事一般劳动或脑力劳动的人低，而 HDL-C 水平比一般人要高。流行病学研究表明，体重增加可引起血脂异常：单纯肥胖人群平均 TG、TC 水平显著高于体重正常者，而 HDL-C 水平显著低于同质对照者。腹型肥胖对血脂影响更大。持之以恒的运动可减轻体重和改善血脂异常。研究显示，经常运动者 TC、TG 水平低于非经常运动者，而 HDL-C 则相反。锻炼可增加胆固醇分解和脂蛋白酶（LPL）活性，升高 HDL 水平尤其是 HDL2 水平。

适当强度和持久的锻炼，能促进机体的代谢，提高 LPL 的活性，加速脂质的转运、分解和排泄，从而减轻高脂血症，改善血脂构成，调节血脂异常。只要达到足够的量，几乎任何形式的体育活动都可改善血脂水平，足够的量是指消耗足够多的热量。大多数胆固醇代谢失调的患者均对足量运动（而非特别类型的运动）有反应。这就是说，有大多数肌肉参与的有氧运动，如步行、跑步、游泳、骑自行车、跳舞或远足，是有显著能量消耗的最佳运动形式。对于脂代谢失常和需控制体重的患者，更合适的运动类型是在不平坦的路上步行或远足，即每天步行 2~5 千米山地。对给定的步行距离，山地需要消耗更多的热量，以及更多的体力，还能消除走同样距离平路的无聊感。

而有氧运动被推荐为保健运动，一般应持续 30 分钟以上，如慢跑、快步走、游泳、骑自行车等，运动要持之以恒，贵在坚持。

单纯的高血脂患者应保持中等强度运动量，相当于每天快步走3~5千米。对合并有轻度高血压、肥胖、糖尿病和无症状性冠心病等疾病者，应以锻炼时不发生明显的身体不适为原则。伴有重度高血压、严重心脏病（如急性心肌梗死、心力衰竭、严重心律失常等）、严重糖尿病以及严重肝肾功能不全者应限制运动。

但必须注意，运动虽有百利而无一害，但对血脂的调节毕竟有限，并非万能，主要还是通过改变饮食结构，必要时再配合适当的药物治疗，才能有效地控制血脂水平。

运动的形式多样，根据年龄和身体状况加以选择，体重控制目标为：BMI 18.5~23.9kg/m²；男性腰围≤85cm，女性≤80cm，运动指导见下表。

**运动指导**

| 指　标 | 内　容 |
| --- | --- |
| 目标 | 3~5次/周，每次30分钟 |
| 运动种类 | 有氧运动，伸展运动，增强肌肉的运动 |
| 有氧体力活动 | 运动时体内代谢有充足的氧供应，如散步、游泳、慢跑、体操等 |
| 运动过程 | 5分钟热身、20分钟运动、5分钟恢复 |
| 运动强度 | 最高安全心率＝170－年龄，运动试验 |

此外，对于合并冠心病的高脂血症患者，也应该做一些适当的体育锻炼，如散步、游泳、跳舞、打太极拳等，运动量以最高心率保持在100~120/min为宜，但应注意量力而行，循序渐进。规律的中等强度运动不仅可以预防心肌梗死的发生，而且对冠心病的恢复也可起到重要作用。对于那些不稳定性冠心病患者，如出现心绞痛频繁发作或休息时亦有疼痛，或有难以控制的明显心律失常，失代偿的充血性心力衰竭（静息时气短、心慌、水肿），

合并有严重的高血压病等症，则不适宜进行体育锻炼，应该提倡戒烟限酒。

## 110 理想体重、超重和肥胖的标准是什么？

男性理想体重 = 身高（cm）－100；女性理想体重 =［身高（cm）－100］×0.9（单位为 kg）；超过 10% 为超重，大于 20% 视为肥胖。若以体重指数 BMI = 体重（kg）／［身高（m）］$^2$ 为标准，理想 BMI 是 18.5～23.9 kg/m$^2$，24～28 kg/m$^2$ 为超重，大于 28 kg/m$^2$ 属肥胖。腹型肥胖：男性腹围 >102cm，女性 >88cm。

## 111 肥胖的危害有哪些，怎样科学减肥？

肥胖无疑是人类的健康大敌，肥胖会导致多种疾病及引发相关并发症，甚至还会影响人的寿命。在较为严重的肥胖患者中，心血管疾病、糖尿病和某些肿瘤的发病率和死亡率明显高于非肥胖人群。肥胖是 CHD 的独立危险因素，肥胖与 CHD 的死亡危险成明显相关性，尤其在年轻人。肥胖与多种 CHD 危险因素有关，包括高血压、血脂紊乱和胰岛素抵抗。肥胖可促进炎症和动脉粥样硬化形成。研究表明，肥胖患者 C－反应蛋白（CRP）和 VLDL 增加，其中 CRP 是冠心病的危险标志，其水平高低直接反映患者的预后。

预防肥胖应始于儿童，应该注意加强营养、规律运动、戒烟等方面的教育，并观察和绘制孩子的生长曲线。通过改变行为方式减肥，包括调整饮食和增加运动。调整饮食主要通过减少食物摄入来减轻体重。药物减肥仅针对那些经过其他方式治疗无效的患者。早期的药物如安非拉酮/二乙胺苯丙酮、芬特明/苯丁胺、马吲哚仅用于短期治疗（几周）。最近已获批准的药物奥利司他、赛尼可作为肠道脂酶抑制剂，阻止脂肪吸收；抑制胰脂酶，减少摄入的 TG 降解为脂肪酸。

## 112 升高 HDL 的生活方式改善包括哪些方面？

由于吸烟和肥胖均与低 HDL-C 有关，故戒烟、平衡膳食、规律运动和控制体重可以升高 HDL-C，饮食以低饱和脂肪酸和低胆固醇为宜，适当增加不饱和脂肪酸比例，减少碳水化合物摄入。

## 113 代谢综合征的概念是什么？如何处理？

代谢综合征是指多种危险因子，包括主要危险因子、生活习惯危险因子和条件危险因子的群集状态。其临床特征包括腹部肥胖、致动脉粥样硬化性血脂异常（TG 升高、小而密的 LDL 颗粒、低 HDL-C）、高血压、胰岛素抵抗、血栓前状态。2005 年 4 月 14 日，国际糖尿病联盟（IDF）在综合了来自世界六大洲的糖尿病学、心血管病学、血脂学、公共卫生、流行病学、遗传学、营养和代谢病学专家意见的基础上，颁布了新的代谢综合征定义，这是国际学术界对代谢综合征的第一个全球统一定义。IDF 新诊断标准强调以中心性肥胖为基本条件（根据腰围判断），合并以下 4 项指标中任意 2 项。①TG > 1.7mmol/L，或已接受相应治疗；②HDL-C 水平降低：男性 < 0.9mmol/L，女性 < 1.1mmol/L，或已接受相应治疗；③血压升高：收缩压 ≥ 130mmHg 或舒张压 ≥ 85mmHg，或已接受相应治疗，或此前已诊断为高血压；④空腹血糖升高：空腹血糖 ≥ 5.6mmol/L，或已接受相应治疗，或此前已诊断为 2 型糖尿病。

代谢综合征的处理包括两方面：一是针对基本因素，如肥胖和运动缺乏；二是治疗脂质和非脂质危险因素。一线治疗包括减轻体重、增加体力活动和降低 LDL-C，当 TG 超过 2.3mmol/L 时，将控制非高密度脂蛋白胆固醇（non-HDL-C） < 3.36mmol/L（130mg/dl）作为第二目标。

## 114 低 HDL-C 的新标准是什么？如何治疗？

流行病学提示，低 HDL-C 是冠心病的独立危险因子。ATP Ⅲ 将低 HDL-C 水平由原 ATP Ⅱ 定义的小于 0.9mmol/L 修订为小于 1.04mmol/L。高脂血症的治疗应首先使 LDL-C 达标，然后强化减重和增加体力活动，如果 TG 处于 2.26 ~ 5.64mmol/L，则务必使其达到 ATP Ⅲ 定义的 non-HDL-C 目标值；如果存在冠心病或冠心病等危症，且 TG < 2.26mmol/L（单纯低 HDL），可考虑加用烟酸或贝特类降脂药。低 HDL 是评估 CHD 10 年危险的一个危险因子，它有多种形成原因，其中有几种与胰岛素抵抗相关，即 TG 升高、超重、肥胖、体力活动少和 2 型糖尿病；其他原因还包括吸烟、大量摄入碳水化合物（ > 热量的 60% ）及某些药物（β 受体阻滞剂、同化类固醇和类黄体酮制剂）。

此外，改变生活方式，包括戒烟、合理饮食、减重、运动和中度饮酒可增加 HDL-C，而大量或长期摄入乙醇可引起消化系统、神经系统和心血管系统等疾病（如高血压、心肌病），故不主张以饮酒升高 HDL-C 和预防冠心病。

有关升高 HDL-C 治疗动脉粥样硬化性心血管疾病（ASCVD）降低终点事件的药物临床试验有很多，下面介绍其中几种。

HDL 动脉粥样硬化治疗研究（HATS）入选 163 例血浆低 HDL-C 且 LDL-C < 3.7mmol/L 的确诊 CHD 患者，使用他汀类药物和（或）烟酸治疗 3 年。结果表明辛伐他汀、烟酸联合治疗（辛伐他汀均值 13mg/d，烟酸均值 2400mg/dl），可使 HDL-C 增加

26%，一级心血管终点事件减少60%（*P* = 0.02）；联合治疗组冠状动脉粥样硬化斑块消退4.4%（*P* < 0.001），而安慰剂治疗组冠脉狭窄进展3.9%。降低胆固醇对动脉生物学影响的调查2（AR-BITER2）主要探讨了应用辛伐他汀类治疗后LDL-C已经达标、但仍然存在低HDL-C的冠心病患者加用烟酸是否获益的情况。结果：冠心病合并低HDL-C的患者在长期应用他汀类治疗基础上，加用缓释烟酸可以延缓无胰岛素抵抗患者颈动脉粥样硬化的进展，尽管该研究采用替代终点，但也可以间接地推测该研究对心血管疾病防治的潜在意义，为全面调脂治疗提供了依据。糖尿病动脉粥样硬化干预研究（DAIS）入选的患者存在低HDL-C和高TG血症，结果也显示非诺贝特治疗对冠脉管腔直径和其他影像学指标有有益影响，并减少心血管事件。

## 115 升高 HDL-C 的策略有哪些?

尽管降低胆固醇是CHD患者调脂的首要目标，但单纯降低LDL-C并不是调脂治疗的唯一目标，也并不是CHD血脂异常的干预终点。实际上，CHD患者应用他汀类药物降低LDL-C达标后，如果HDL-C仍然处于低水平，动脉粥样硬化仍会继续发展。故升高HDL-C日渐成为冠心病调脂治疗的另一个重要目标。

目前一致认为，调整生活方式是升高HDL-C最基本的措施。由于不良生活方式如吸烟、久坐和肥胖等均与低HDL-C有关。而戒烟、平衡膳食、规律运动和控制体重是升高HDL-C的重要方面。目前升高HDL-C的药物有烟酸、贝特类药和鱼油，他汀类也具有一定的升HDL-C作用。

烟酸是目前临床使用药物中升高HDL-C作用最强的药物，其在CHD调脂治疗方面升高HDL-C达30%，此外还具有降低LDL、TG、ApoB（载脂蛋白B）和脂蛋白a［LP（a）］的作用，故具有全面调脂作用。根据溶解释放时间分为速释型（普通烟酸）、中效型和长效型。速释型烟酸半衰期短，不良反应多（如颜面潮红），耐受性差，现已很少用于调脂治疗。长效型会增加肝脏不良反应，未被批准用于临床。中效型如 Niaspan（缓释型烟酸），肝毒性和皮肤潮红发生率低，已获 FDA 批准用于治疗血脂异常。此外，常用药物还有贝特类药如吉非贝齐等，新研发的升 HDL-C 药物如胆固醇酯转移蛋白（CETP）抑制剂。

ATP Ⅲ 报告提出，当一个高危患者伴有高 TG 或低 HDL-C 时，应考虑联合应用贝特类或烟酸与降 LDL-C 药物。

## 116 ARBITER2 研究——干预 HDL-C 的新证据有哪些？

降低胆固醇对动脉生物学影响的调查 2（ARBITER2）为全面调脂提供了新的依据：同时降低 LDL-C 和升高 HDL-C 的获益优于单纯降 LDL-C。该研究是一个随机、双盲、安慰剂对照试验，旨在探讨应用辛伐他汀治疗后 LDL-C 已达标、但仍存在低 HDL-C 的 CHD 患者，服用烟酸升高 HDL 是否可进一步获益。该研究筛选了 167 例冠心病患者作为受试者，其 HDL-C < 1.16mmol/L，平均基线 LDL-C（2.30 ± 0.52）mmol/L（< 2.56mmol/L）。大部分患者（95.8%）入选前已经使用辛伐他汀平均 4.8 年，平均剂量为 35mg/dl。这些受试者在他汀类药物降脂的基础上，联合使用缓释烟酸 1000mg/dl，其中 149 例（89.2%）最终完成 12 个月的研究。该研究的一级终点事件为研究结束时每组患者颈动脉内膜中层厚度（CIMT）变化，二级终点为血脂水平的变化；不良事件包括肝酶升高、临床心血管事件。90% 的患者服用烟酸缓释片依从性良好。研究结束时结果如下。安慰剂组平均 CIMT 显著增加〔升高（0.044 ± 0.1）mm；$P < 0.001$〕，烟酸组无变化〔（0.014 ±

0.104）mm；$P = 0.23$]。烟酸组和安慰剂组之间 CIMT 进展总体差异无统计学意义（$P = 0.08$）。对于无胰岛素抵抗患者，烟酸明显减缓了 CIMT 进展（$P = 0.026$）；而对于存在胰岛素抵抗（糖尿病或代谢综合征）的患者，两组之间的 CIMT 增加无统计学差异（$P = 0.50$）。烟酸组 HDL-C 升高 21%，TG、非高密度脂蛋白胆固醇（non-HDL-C）降低，而安慰剂组则无变化。两组间治疗前后 LDL-C、C 反应蛋白（CRP）无显著变化。因此，对于确诊 CHD 合并低 HDL-C 的患者，在长期应用他汀类药物的基础上，加用缓释烟酸治疗可以延缓动脉粥样硬化的进展。

此外，该研究对于联合用药的安全性也进行了验证：烟酸组有 3 例患者出现临床心血管事件（3.8%），安慰剂组有 7 例（9.6%；$P = 0.20$），呈减少趋势。两组均未出现肝酶超过 3 倍于正常值的情况，也无发生肌炎者。烟酸组颜面潮红的发生率为 69.2%，安慰剂组为 12.7%（$P < 0.001$）。安慰剂组基线血糖为（5.89 ± 1.33）mmol/L，1 年时增加到（6.39 ± 1.72）mmol/L（$P = 0.017$）；烟酸组基线血糖（5.94 ± 1.89）mmol/L，1 年时则为（6.83 ± 2.56）mmol/L（$P = 0.017$）。18 例患者退出研究，9 例为烟酸组，其中有 2 例是由于药物不良反应而退出。安慰剂组也有 9 例退出，6 例是因为不良反应（两组间差异无统计学意义）。

目前认为，冠心病调脂的理论和实践正处在一个不断发展和完善的阶段，降低 LDL-C 是调脂治疗的首要目标，但不是调脂的唯一目标，而 HDL-C 干预的重要性的证据正在逐渐积累，并被循证研究所检验和证实，HDL-C 也将成为治疗的新靶点。尽管 HDL-C 是冠心病的独立危险因素，但是不能孤立地看待 HDL-C。对于心血管整体危险低的患者，HDL-C 降低的作用不大；而对于高危患者，低 HDL-C 致病作用较强。

应该指出的是，无论是降低 LDL-C，还是升高 HDL-C，治疗性的生活方式改变都是最基本和有效的方法，也是全面调脂和冠心病防治的基本策略。尤其对于干预 HDL-C，改善生活方式更为直接和重要。而廉价、简便和可行的生活方式调整最符合卫生经济学原则。

## 117 全面调脂包括哪些内容?

全面调脂包括降低 LDL-C 和升高 HDL-C 两个方面，综合两个方面的联合治疗可全面控制血脂异常，全面调脂的药物有烟酸与他汀类药物复合制剂 Advicor（缓释型烟酸 + 洛伐他汀）。Advicor 是第一个应用于临床的复方降脂药，兼有两种药物成分的不同作用机制。烟酸减少肝脏载脂蛋白 B（ApoB）生成，而洛伐他汀增加 ApoB 清除；烟酸通过降低 ApoAI 增加 HDL 水平，而洛伐他汀增加 ApoAI 生成。因此，二者相互协调发挥调脂作用，是治疗包括代谢综合征在内的各种脂质紊乱的有效组合。

选择他汀类药物联合烟酸，除了可以全面改善血脂谱，提高各项血脂的达标率，两种药物小剂量联合也不会增加不良反应，其横纹肌溶解的发生率也远低于他汀类药物和贝特类药联用。

研究表明，HDL-C 水平较低的患者应用他汀类药物治疗获益更大，PROSPER 研究表明基线 HDL-C 水平最低者，发生心血管事件危险最高；相反，基线 HDL-C 水平最高的患者，血管事件危险性较低。同样，HDL-C 愈低的患者，通过他汀类药物干预的获益愈大。

## 118 单纯降脂的局限性有哪些?

尽管胆固醇干预策略和他汀类药物降脂为冠心病防治带来了契机，但是仅单纯降低 LDL-C 还远远不能避免心血管事件的发生。例如，主要他汀类药物干预试验显示，降低 LDL-C 仅减少了

30%非致死性心肌梗死和冠心病死亡,而其他70%接受他汀类药物的患者仍存在再次发生冠脉事件的危险性。即使强化降脂的试验如HPS或PROVE-IT研究,其再发冠脉事件的危险性仍在35%~40%,这种相对较高的比例仍是不可回避的事实,故需要寻求新的防治策略。

胆固醇沉积于血管内膜下,启动了动脉粥样硬化的病理发展过程,从泡沫细胞的形成、脂斑脂纹出现,到粥样硬化斑块的演变乃至斑块破裂、血栓或纤维斑块的形成,这是一个漫长的进行性发展过程。粥样斑块的基本成分仍是胆固醇,没有胆固醇就没有动脉粥样硬化。机体处于一个内环境不断更新的状态中,损害和衰亡不断发生,修复和新生不断进行。胆固醇的代谢也存在相似的过程,HDL是防止胆固醇在体内蓄积的重要物质,它可以不断地将包括血管壁在内的外周组织的胆固醇携带至肝脏加以分解代谢,故HDL是动脉粥样硬化的保护性因素,它的降低同样会促进动脉粥样硬化的发生和发展。

因此,从理论上看,血浆胆固醇的升高与HDL的降低是形成和促进动脉粥样硬化的两个方面,目前有必要积极研究针对HDL的调脂新策略。

### 119 什么是血浆净化降脂疗法?其适应证和优缺点有哪些?

血浆净化降脂疗法亦称为血脂吸附疗法、血浆分离法、血浆清除法或血浆置换,是先建立血管通路和体外循环,将患者的血液引出体外,经过特殊的去脂装置后再回输体内,从而达到清除血脂的目的。近年来发展起来的LDL滤过法由于只去除血浆中的LDL,而不损失血浆的其他成分,故亦称LDL去除疗法。曾在临床上使用过的血脂吸附方法有:①常规双重滤过法;②加热双重滤过法；③活性炭血灌流法；④珠形琼脂糖血灌流法；⑤肝素－琼脂糖吸附法；⑥硫酸右旋糖酐纤维素吸附法；⑦免疫吸附法；⑧肝素诱导 LDL 体外沉淀法（HELP）。

血浆净化降脂疗法的适应证有：①冠心病患者经最大限度饮食和药物治疗后，血浆 LDL-C＞4.92mmol/L；②无冠心病的 30 岁以上男性和 40 岁以上女性，经饮食和药物治疗后，血浆 LDL-C＞6.48mmol/L 者，并在一级亲属中有早发性冠心病者，以及有一项或一项以上其他冠心病危险因素，包括血浆脂蛋白（a）＞100mmol/L 者；③纯合子型家族性高胆固醇血症患者，即使无冠心病，若同时有血浆纤维蛋白水平升高者；④血管成形术后仍然存在严重血脂异常而药物治疗无效者。

目前可供选用的降脂药物较多，且现有降脂药物的疗效肯定，不良反应发生率低，所以，绝大多数的血脂异常患者均可通过降脂药物治疗达到降脂目的。虽然血浆净化疗法的降脂疗效明显，但降低血脂的疗效维持时间较短，所以需要经常进行。一般应每 1～2 周接受 1 次血浆净化治疗。虽然单次血浆净化疗法效果相当可观，但长期进行血脂吸附治疗则花费非常昂贵，并可因该治疗改变血液的自然特性，可能引起感染、出血、酸碱失衡、栓塞等并发症，还可能丢失对人体有益的免疫球蛋白。所以，国内权威学者认为，调脂治疗要科学规范，保护广大患者的切身利益，不可滥用血浆净化疗法来进行常规降脂治疗。血浆净化疗法最常见的副作用是低血压和过敏反应，但发生率很低，一般为1%。低血压往往发生在同时使用血管紧张素转换酶抑制剂的患者，推测可能与该类药物可引起缓激肽灭活障碍有关。其他可能发生的严重并发症有出血和感染等。

## 120 如何评价 LDL-C 滤过疗法?

LDL-C 滤过疗法是血浆吸附疗法的一种,由于仅清除血浆中的 LDL-C,而不损失血浆其他成分,故又称 LDL-C 去除疗法,它是有效地降低 LDL-C 的方式。但是鉴于疗效持续时间短,须频繁治疗(每 1~2 周 1 次),并且价格昂贵,因此不宜推广应用,仅在特殊情况下应用,如纯合子家族高胆固醇血症、冠心病者最大限度饮食和药物治疗后血浆 LDL-C > 4.92mmol/L,或其他杂合子家族性高脂血症。

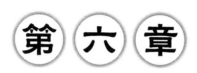

# 冠心病患者降脂的目标

我国指南建议，LDL-C 规定的防治水平根据患者的危险性分层而定，即危险性越高，其 LDL-C 的目标水平越低。

目前的证据不支持常规给予亚裔人群择期 PCI 围术期前序贯他汀治疗。

合适的降脂药物应具备以下条件：降胆固醇效果确切，常规剂量在 4~6 周内能使 TC 降低 20%（LDL-C 降低 25%）以上，并且患者耐受性好，不良反应少见。

根据循证医学的观点，只有长期服用降脂药物，才能达到防治冠心病的目的。

老年患者降脂治疗仍能获益，但要注意药物副作用。

## 121 冠心病的主要危险因素、生活习惯危险因素和新出现危险因素包括哪些?

冠心病（CHD）主要危险因素：低密度脂蛋白（LDL）升高、吸烟、高血压（血压 > 140/90mmHg 或进行降压药物治疗）、高密度脂蛋白胆固醇低（HDL-C）（ < 1.04mmol/L）、早发冠心病家族史（男性直系亲属 < 55 岁患冠心病，女性直系亲属 < 65 岁患冠心病）、年龄（男性 ≥ 45 岁，女性 ≥ 55 岁）。生活习惯危险因素：肥胖（BMI ≥ 30kg/m²）、缺乏运动、易引起动脉粥样硬化的饮食。新出现危险因素：脂蛋白 LP（a）、高半胱氨酸、促凝和促炎性因子、空腹血糖受损、亚临床动脉粥样硬化。

## 122 冠心病患者降脂治疗的目标如何?

美国指南规定，对于冠心病和冠心病相当情况者，血浆低密度脂蛋白胆固醇（LDL-C） > 3.4mmol/L（血清总胆固醇 TC > 5.2mmol/L）就应给予降脂治疗。我国的心血管病专家参考美国及其他亚洲国家和地区的方案，结合中国的实际情况，制定出了适合我国人民的血脂异常防治指南。此外，在我国的血脂异常防治建议中，制定了将血浆甘油三酯（TG）降至 1.7mmol/L 的防治目标，而 LDL-C 规定的防治水平则根据患者的危险性而定，即危险性越高，其 LDL-C 的目标水平越低。

## 123 哪些患者需要接受降胆固醇治疗?

根据我国血脂异常防治建议，对于无冠心病危险因素者，当血清总胆固醇（TC） > 6.24mmol/L 或 LDL-C > 4.14mmol/L 时，应该给予治疗；对于有冠心病危险因素者，标准为 TC > 5.72mmol/L 或 LDL-C > 3.64mmol/L；对于冠心病者，TC > 5.20mmol/L 或 LDL-C > 3.12mmol/L 时应给予治疗。成人胆固醇治疗组Ⅲ（ATPⅢ）按危险性分层，主要针对 LDL-C 的治疗提出目标，具体内容如下。当有 1 个或无危险因素者 LDL-C ≥ 4.92mmol/L 时，开始进行药物治疗，LDL-C 在 4.14 ~ 4.90mmol/L 时，可以选择降低 LDL-C 的药物；对于两个以上危险因素，当 10 年危险达 10% ~ 20%，LDL-C ≥ 3.36mmol/L 或 10 年危险 < 10%，LDL-C ≥ 4.14mmol/L 时开始药物治疗；对于冠心病或冠心病等危症，当 LDL-C ≥ 3.36mmol/L 时开始服药，或 LDL-C 处于 2.60 ~ 3.34mmol/L 时，可选择药物治疗。对于多数患者，一开始就应该进行饮食干预，当单纯饮食控制不能达标或无效时，推荐进行药物治疗。

## 124 我国 PCI 患者术前需要大剂量他汀类药物治疗吗？

急性冠脉综合征患者血管成形术应用阿托伐他汀减少心肌损伤（ARMYDA-ACS）、长期他汀治疗的 PCI 患者再应用阿托伐他汀的疗效研究（ARMYDA-RECAP-TURE）等均显示，择期经皮冠状动脉介入治疗（PCI）术前序贯（大剂量）他汀类可以降低围术期心肌损伤，我国进行的 ISCAP 研究却显示，择期行 PCI 的中国患者与常规他汀治疗相比，序贯治疗并未改善临床转归。该研究共纳入了 1202 例稳定型心绞痛或非 ST 段抬高型急性冠脉综合征（NSTE-ACS）的择期 PCI 患者，序贯他汀类治疗组在 PCI 术前给予 80mg 阿托伐他汀，术后每天 40mg 阿托伐他汀。研究发现，序贯治疗组与常规治疗组 30 天和随访 6 个月的主要不良心血管事件（心源性死亡、心肌梗死或未预测到的靶血管血运重建）发生率均无显著差异。此前公布的 ALP-ACS 研究纳入了中韩两国的 NSTE-ACS 者,同样未发现序贯他汀类治疗能改善 PCI 患者短期临床转归。因此,种族差异可能是影响他汀类疗效的一个主要因素,目前的证据不支持常规给予亚裔人群择期 PCI 围术期前序贯他汀类治疗。

## 125 合适的降脂药物应该具备的特点?

从冠心病防治的角度来说,一般认为合适的降脂药物应具备下列特点:首先,降脂效果,尤其是降胆固醇效果确切;应用常规剂量在 4~6 周内能使 TC 降低 20%(LDL-C 降低 25%)以上,并具有降低 TG 和升高 HDL-C 的作用;其次,患者耐受性好,不良反应少见,不产生严重的毒副作用;再次,已被证实能明显地降低心血管病病死率和致残率,不增加非心血管病死亡率;最后,具有良好的成本效益比。

为进一步证实各类降胆固醇治疗对冠心病死亡率、总死亡率和非心血管疾病死亡率的影响,有人分析了 1966 年至 1996 年 8 月有关降胆固醇治疗影响死亡率的所有随机对照试验资料,共涉及 62 个试验,85 431 例受试者接受降脂治疗,87 729 例受试者为对照。根据降胆固醇药物的药理学分类将上述试验组分成 7 组:他汀类药物组(13 个试验)、烟酸类药物组(2 个试验)、贝特类药物组(12 个试验)、胆酸螯合剂类药物组(8 个试验)、n-3 脂肪酸类药物组(3 个试验)、激素类药物组(8 个试验)、饮食控制治疗组(16 个试验)。通过荟萃分析后系统评价了各类降胆固醇治疗对死亡率的影响。该综合分析结果表明:采用他汀类治疗,能使血浆胆固醇水平明显下降(平均降低 22.9%);只有他汀类药物能显著降低冠心病患者死亡和总死亡的危险性;且不增加非冠心病死亡的危险性。

## 126 患者服用降脂药物的基本注意事项是什么?

因血脂异常的治疗需要长期坚持,才能获得明显的临床益处,并且由于不同个体对同一降脂药物的疗效和不良反应有相当大的差别,故患者在服药期间应定期随诊。在开始进行药物治疗后4~6周内,应复查血浆胆固醇、甘油三酯和高密度脂蛋白胆固醇,根据血脂改变调整用药。如果血脂未能降至目标值,则应增加药物的剂量或改用其他降脂药物,必要时也可考虑联合用药。若经治疗后血脂已降至正常或已达目标值,则继续按同等剂量用药,除非血脂已降至很低,一般不减少药物剂量。此外,也需复查肝功能和肌酸激酶(CK)。长期连续用药时,应每3~6个月复查血脂,并同时复查肝功能。若患者出现肌肉疼痛或无力,应及时检测CK。治疗过程中,还需坚持调整饮食和改善生活方式,以增进降脂药物的疗效。

对于在服用降脂药物前已出现血转氨酶明显升高(>正常上限3倍)的患者,应进行护肝治疗,使转氨酶恢复正常后再开始药物降脂治疗。而对于血转氨酶仅轻度升高且伴有甘油三酯升高者(这种情况很可能是因血脂异常造成的转氨酶测定误差),如果需进行降脂治疗,可考虑给予降脂药物,但需密切监测患者的肝功能。若转氨酶无进一步升高,降脂药物可以继续服用,否则就应停服降脂药,并给予护肝治疗。在服降脂药物的过程中,若患者出现肌肉疼痛或肌无力,测定CK明显升高,则应立即停服降脂药。

## 127 血脂已降至目标值后还需继续服降脂药吗?

大部分血脂异常患者服用足量合适的降脂药物4~6周后,血脂可降至目标值,这时仍需继续服用降脂药物。对于少数患者服用降脂药后出现血脂降得过低(明显低于目标值),可考虑将降脂药的剂量减半。调整降脂药物剂量后 4~6 周,仍需重复检测血脂,以明确血脂是否定在应控制的目标范围内。

血脂升高是一种慢性代谢异常,对于这种情况目前只能靠药物长期维持以控制血脂在合适范围。对于多数血脂异常患者来说,停服降脂药物后 1~2 周,血脂即可回升到治疗前水平。

根据循证医学的观点,只有长期服用降脂药物,才能达到防治冠心病的目的。降脂药物服用时间愈长,临床获得的益处也愈大。

## 128 瘦人也需要降血脂吗?

研究证实,体重增加可引起胆固醇水平增加,并且体重指数与人群甘油三酯水平成正比,与高密度脂蛋白水平成反比。肥胖患者冠心病或血脂异常的发病率较正常体重者高。但部分非肥胖者同样可罹患高脂血症或冠心病,只不过患病比例低于肥胖患者。我们在临床实践和日常生活中也常能看到并不肥胖的冠心病或高脂血症患者,也即瘦人,其计算标准以体重指数(BMI)为依据,理想 BMI 是 $18.5~23.9kg/m^2$,$24~28kg/m^2$ 为超重,大于 $28kg/m^2$ 属肥胖。我们所说的瘦人指 BMI 在 $18.5kg/m^2$ 以下。

目前认为,瘦人也需要降脂治疗,因为降脂治疗的目标值取决于患者的危险水平,而不取决于患者的胖瘦程度。如体重 100kg 和体重 50kg 的冠心病患者同样需要降脂治疗。危险水平不同,降脂的目标值也不同,而目标值应按照我国血脂异常防治建议或 ATPⅢ进行。此外,瘦人的用药量也不宜过少,没有副作用则不必减量。目前对于冠心病高危和极高危患者,提倡强化降脂,即应用充分剂量(较大剂量)的降脂药物,尤其是他汀类药物，使 LDL-C 降至 2.6mmol/L，甚至 1.8mmol/L 以下。对于急性心肌梗死患者，不论体重如何，只要无严重不良反应，都应至少使 LDL-C 降低至 2.6mmol/L 以下，也可选择 1.8mmol/L，即强化降脂目标。

美国心脏学会/心脏学院/心肺血研究所（AHA/ACC/NHLBI）在 2002 年公布的关于他汀类药物使用安全性的报告指出，瘦小虚弱的老年女性患者应慎用他汀类药物，以避免发生肌病，但并非禁忌。这提示此类患者对他汀类药物的耐受性差。但从人群来看，肌病发生率为 1/1000，横纹肌溶解症发生率为 1/10 万，他汀类药物仍是较安全有效的药物。因此，对瘦弱老年女性冠心病高危患者，在监测安全指标的情况下，仍应使用他汀类药物，此时慎用大剂量。

## 129 老年人应用他汀类药物降脂能预防冠心病吗？

目前认为，对于 65 ~ 75 岁的 LDL-C 升高的老年患者来说，降脂治疗仍能获益，其获益甚至大于年轻患者。调脂治疗防治心血管事件有助于防治老年人早发性身体功能障碍，目前认为单纯年龄因素并不是高龄患者应用他汀类药物治疗的障碍。近年来，多项研究表明，老年人可从降脂治疗获益。1998 年发表的 AF-CAPS/TexCAPS 研究是第一个降低 LDL-C 的大规模一级预防试验，参加者大多为健康中老年人，TC 水平为（5.71 ± 0.54）mmol/L，LDL-C 水平为（3.89 ± 0.43）mmol/L（在平均水平以上），HDL-C 在平均水平以下 [男性为（0.94 ± 0.14）mmol/L，女性为（1.03 ± 0.14）mmol/L]，平均服用洛伐他汀 5.2 年。结果发现，首次重要冠脉事件的发生率明显降低。心脏保护研究（HPS）中，70 岁以上患者占 28%，心血管病高危者占 35%；结果显示，辛伐他汀 40mg 同样能降低 75 岁以上老年患者的主要心血管事件发生率。PROSPER 研究是对 70 岁以上老年患者进行的前瞻性研究，其中 50% 为心血管病高危者。结果表明，主要终点事件（冠脉疾病死亡、非致死性心肌梗死和致死性或非致死性脑卒中）减少 15%（$P = 0.014$），冠脉疾病死亡和非致死性心肌梗死危险降低 19%（$P = 0.006$），冠心病死亡减少 24%（$P = 0.043$），短暂性脑缺血发作（TIA）事件减少 25%（$P = 0.051$），但脑卒中危险性不受影响（$P = 0.8$）。

## 130　老年患者服用他汀类药物安全性如何？

研究认为，老年人群应用他汀类安全有效，冠心病的一级预防和二级预防 AFCAPS/TexCAPS、斯堪的纳维亚辛伐他汀生存研究（4S）、冠心病复发事件研究（CARE）、LIPID、心脏保护研究（HPS）和 PROSPER 都证实了这一点。HPS 研究是规模最大的降脂试验，入选患者 65～69 岁者占 24%，70 岁以上者占 28%。结果显示，与一般成年患者类似，40mg/d 辛伐他汀服用 5 年同样可降低 75 岁以上老年患者的主要血管事件发生率，且安全性良好，未见药物不良反应增加。普代他汀在高风险的老年人中的前瞻性研究（PROSPER）入选 5804 例 70 岁以上老年患者（70～82 岁，平均 76 岁），服用普伐他汀平均 3.2 年，其不良反应发生率与安慰剂组相似。2001 年 8 月，ACC/AHA/NHLBI 的临床建议指出，高龄，特别是 80 岁以上（女性多于男性）的患者患肌病的危险性增加。国内有研究显示，他汀类药物对于 65 岁以上老年患者的不良反应发生率较中青年患者多，可能与老年患者常存在多种合并症和服用多种药物，以及老年患者常有肝、肾等脏器功能衰退有关。故高龄患者，特别是年老体弱的女性，应用他汀类药物治疗应格外小心，但对这些患者或其他高危人群并非绝对禁忌，应根据临床具体情况权衡利弊，酌情应用。

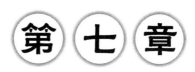

# 糖尿病与血脂异常

糖尿病，尤其是 2 型糖尿病患者常合并脂质代谢异常，其中胰岛素抵抗在导致血脂异常上起关键作用。

糖尿病与心血管病关系极为密切，它是冠心病等危症。

糖尿病患者的血脂异常的治疗包括多个方面。

已有循证依据证实糖尿病降脂治疗在防治冠心病的疗效。

## 131 糖尿病血脂异常的特点是什么?

糖尿病常合并血脂异常。未经治疗的 1 型糖尿病患者常见甘油三酯（TG）升高，其原理是缺乏胰岛素引起脂肪酶活性增加，产生了大量游离脂肪酸。后者与高血糖共同为肝脏合成极低密度脂蛋白（VLDL）提供了充足的原料。胰岛素缺乏导致脂蛋白脂肪酶活性降低，使甘油三酯在周围组织清除减少，从而产生高甘油三酯血症。此外，未经治疗的 1 型糖尿病患者可有低密度脂蛋白胆固醇（LDL-C）升高，高密度脂蛋白胆固醇（HDL-C）下降，或伴有脂蛋白结构成分的异常。血脂异常将随着血糖的良好控制而得到改善甚至恢复正常。

糖尿病，尤其是 2 型糖尿病患者常合并脂质代谢异常，其中胰岛素抵抗在导致血浆游离脂肪酸增加上起关键作用，而游离脂肪酸还通过增加肝脏 VLDL 合成促进糖尿病脂质紊乱，并经由胆固醇酯转移蛋白修饰低密度脂蛋白（LDL），增加小而密 LDL 亚组分和减少 HDL-C。故形成致动脉粥样硬化血脂谱（高甘油三酯血症、小而密 LDL-C 增加和 HDL-C 降低），具有增加心血管事件的危险性，成为促进 2 型糖尿病死亡最常见的原因，故应积极处理血脂异常。1 型糖尿病血脂谱为低密度脂蛋白胆固醇（LDL-C）中度升高，TG 显著增高，HDL-C 降低。血脂谱主要与血糖水平有关，良好控制血糖是纠正 1 型糖尿病血脂异常的关键。2 型糖尿病存在致动脉粥样硬化血脂谱，因胰岛素抵抗是中心环节，故应控制血糖，改善胰岛素抵抗。糖尿病患者 LDL 在性质上发生下述变化：LDL 中载脂蛋白 B（ApoB）糖基化，造成肝细胞不能识别 LDL，LDL 降解困难。LDL 仅在巨噬细胞内降解，胆固醇沉积，形成泡沫细胞，产生小而密 LDL，后者是冠心病（CHD）和动脉粥样硬化的重要危险因子；LDL 易氧化，导致血管内皮和平滑肌细胞损伤。此外，糖尿病患者常合并糖尿病肾病，而合并肾病也是导致血脂紊乱的重要因素。临床研究表明，有微量白蛋白尿的患者，其血浆 TG、VLDL-C、LDL-C 水平较高，而 HDL-C 较低，并且血浆脂蛋白代谢紊乱情况随着肾病的发展、肾功能衰竭的恶化而加重。

## 132 糖尿病与心血管病的关系如何？

临床研究发现，糖尿病与心血管病关系极为密切，糖尿病患者发生心血管病的危险约为非糖尿病患者的 5 倍。在所有冠心病患者中，71% 存在血糖调节异常，血糖调节异常越严重，心血管病患者的生存率就越低。糖尿病的诊断看似简单，但事实上，由于医生往往不会对无糖尿病症状者同时进行空腹和餐后血糖检查，故很容易造成无症状糖尿病者漏诊。在进行糖尿病筛选时若仅检查空腹或餐后血糖，均会有半数以上的糖尿病患者漏诊。故应该基于糖尿病患者日后患心血管系统并发症的危险等级对糖尿病加以定义，并对其诊断进行分类。最好通过口服葡萄糖耐量试验（OGTT）对高血糖症早期和无症状 2 型糖尿病进行诊断，这样可同时明确患者的空腹血糖和餐后 2 小时血糖水平。对 2 型糖尿病高危人群进行初筛时最好选用非创伤性危险评分，并对评分较高的患者实施 OGTT 以进一步筛查。对于 2 型糖尿病患者应该进行改变生活方式的教育，如有必要，可以服用药物以延迟糖尿病的发病时间，这种干预可降低日后患心血管病的危险。全方位干预多种糖尿病相关因素效果良好；接受强化治疗（包括改变生活习惯、降糖、降压、调脂及控制尿蛋白的治疗，并服用阿司匹林进行心血管病的二级预防）的患者心血管疾病、肾病、视网膜病变及自主神经病变的发生风险均明显下降。

### 133 为什么说糖尿病是冠心病等危症?

冠心病等危症是指患者在 10 年内发生主要冠脉事件的危险性与冠心病患者再发冠脉事件的危险相同,都在 20% 以上,包括糖尿病和动脉粥样硬化性疾病(外周动脉病、腹主动脉瘤、症状性颈动脉病)。对芬兰 1373 例无糖尿病患者和 1059 例糖尿病患者进行的 7 年随访研究表明,无糖尿病但有心肌梗死病史的患者与有糖尿病而无心肌梗死病史的患者发生致死性和非致死性心肌梗死的危险相似(分别为 18.8% 和 20.2%)。糖尿病患者属于 10 年内新发 CHD 事件的高危人群,其原因之一是该人群常同时具备多种危险因子,发生心肌梗死的糖尿病患者近期或远期病死率常增高,故糖尿病被列为 CHD 的危险等同因子,需要给予更积极的防治,其 LDL 的目标值为 <2.6mmol/L。

### 134 糖尿病患者的血脂异常治疗应包括哪几方面?

(1)控制饮食,适量运动,保持理想体重。流行病学研究发现高脂饮食与糖尿病患者血清中 LDL-C 水平密切相关,而且饱和脂肪酸的摄入与血清总胆固醇的水平亦呈正相关。美国糖尿病协会(ADA)建议此类患者,尤其是肥胖患者应接受医学营养疗法和运动疗法。食物中的饱和脂肪酸比例应降低,并建议饮食中用单不饱和脂肪酸来代替饱和脂肪酸。美国心脏病学会认为有冠心病的糖尿病患者通过医学营养疗法,最多能降低 LDL-C 达 0.39 ~ 0.65mmol/L。如果有冠心病高危因素的糖尿病患者血 LDL-C 水平超出正常范围较多,就应采取联合治疗。当 TG 达到 10mmol/L 时,应严格限制脂肪摄入和避免饮酒。

(2)控制血糖水平。高血糖对糖尿病患者发生血脂异常起到重要作用。有效控制血糖将有利于改善糖尿病患者的血脂异常，而且多种降糖药物如格列齐特、格列吡嗪、二甲双胍、阿卡波糖等能直接调节血胆固醇、甘油三酯、HDL-C 及各种载脂蛋白的水平，从而有益于减少糖尿病患者发生冠心病的危险性。

（3）降脂药物治疗。心脏研究对 4549 例受试者（包括 2034 例糖尿病患者）进行评估，发现 LDL-C 升高 0.26mmol/L 即可使患冠心病的危险性增加 12%，HDL-C 降低 0.26mmol/L，使患冠心病的危险性增加 22%，这说明对糖尿病患者进行积极的调脂治疗是大有益处的。

成人糖尿病患者理想的水平分别为 LDL-C ＜2.6mmol/L、HDL-C ＞1.2mmol/L、TG ＜2.3mmol/L。对无心血管病的糖尿病患者，当 LDL-C ＞2.6mmol/L 时进行医学营养疗法，当 LDL-C ＞3.4mmol/L 时再进行药物治疗。对于已有心血管病的糖尿病患者，LDL-C ＞2.6mmol/L 就应同时进行医学营养疗法和药物治疗。糖尿病患者存在多种血脂异常，处理各种血脂异常的原则亦不尽相同。根据各种血脂异常对糖尿病患者发生冠心病的危险性不同，应首先考虑干扰 LDL-C 升高及成分的改变。他汀类药物已经过多个大规模临床试验验证，是一种安全有效的调脂药物，故应作为首选；如果疗效不理想则可加用胆酸螯合剂即树脂，但该药有可能刺激 VLDL 合成而导致 TG 浓度升高。其次应着重升高 HDL-C 浓度，加强体育锻炼、减肥保持理想体重、改变不良生活方式（如戒烟等）对升高 HDL-C 浓度有重要意义。尽管烟酸是最强的升 HDL-C 药物，但由于其与他汀类药物合用有增加发生肌溶解的危险性，而且会增加胰岛素抵抗导致高血糖，所以烟酸类药物只能在必要时使用。再次是降低 TG 浓度，良好的血糖控制将明显降低 TG，贝特类药物可通过激活过氧化物酶体增殖剂激活受体（PPAR）α 而减少 VLDL 生成，亦可增加脂蛋白脂酶活性，从而降低 TG。

由于糖尿病患者发生动脉粥样硬化最密切的危险因素是 LDL-C 水平，所以对于糖尿病血脂异常的治疗应着重降低 LDL-C 浓度，故临床上应首选他汀类降脂药物。

## 135 糖尿病降脂治疗的循证依据如何？

目前已有循证依据证实糖尿病降脂治疗的疗效：冠心病一级预防赫尔辛基研究（吉非贝齐）和二级预防（4S 采用辛伐他汀试验，CARE 采用普伐他汀试验），均显示对 2 型糖尿病患者进行降脂治疗可以有效降低心血管事件。与安慰剂相比，他汀类药物减少了 22% ~ 50% 的危险，贝特类约减少 65%。4S 和 CARE 试验表明，未经治疗的糖尿病患者较经过治疗的非糖尿病冠心病患者主要冠脉事件发生风险高 1.5 ~ 1.7 倍。北欧辛伐他汀生存研究（4S）包含了 202 例糖尿病患者，结果显示辛伐他汀能够降低糖尿病患者发生冠心病的危险性达 55%，较普通人群更为有效。冠心病复发事件（CARE）研究包括了 586 例糖尿病患者（占研究总体的 14%），发现普伐他汀在糖尿病患者中亦具有显著的减少冠脉事件的作用。加拿大/芬兰动脉粥样硬化干预研究，观察非诺贝特治疗对 2 型糖尿病患者粥样硬化冠脉管腔狭窄的作用。随访 3 年，结果表明非诺贝特治疗组在改善血脂异常的同时，还能延缓冠脉管腔狭窄的进展。非诺贝特治疗组冠心病事件发生率下降 23%，但与安慰剂组比较差异无统计学意义，两组间病死率差异亦无统计学意义。

HPS 研究（心脏保护研究）共纳入了 5963 例糖尿病患者（年龄在 40 ~ 80 岁），均服用辛伐他汀 40mg/d 并显著降低了约 1/4 的主要冠脉事件、脑卒中、冠脉血管重建术等首发事件发生率，其事件降低幅度与非糖尿病患者相似。在 2912 例入选时没有确诊冠心病或其他闭塞性动脉疾病的糖尿病患者中，辛伐他汀治疗降低危险约 1/3。在 2426 例治疗前 LDL-C < 3.0mmol/L 的糖尿病患者中，辛伐他汀治疗降低了 27% 的危险。在无合并血管疾病且 LDL-C < 3.0mmol/L 的糖尿病患者亚组中，危险度显著降低了30%。结果证明，采用他汀类药物降低胆固醇治疗对于糖尿病患者是有效的，其中包括无明显冠心病和那些 LDL-C 水平相对低的患者。此外，还有资料显示，糖尿病患者不论是否合并冠心病或具有冠心病危险因素，只要采取调脂治疗使血脂达标，都将获得良好的远期疗效，并具有合理的成本－效益比。

虽然吉非贝齐比他汀类药物在降低糖尿病 TG 和增加 HDL-C 方面更有效，但它对 LDL-C 无影响，甚或增加 LDL-C 并使其颗粒增大；而他汀类药物降低 LDL-C/升高 HDL-C 优于吉非贝齐。糖尿病患者使用他汀类药物治疗获益大于非糖尿病患者。烟酸类能改善和矫正 2 型糖尿病脂质异常，但它除具有引起胰岛素抵抗、面红、胃肠道反应、肝毒性和高尿酸血症等不良反应外，还使高糖血症进一步恶化。总之，大多数 2 型糖尿病患者存在 CHD 的危险因素，应提倡积极降脂治疗，以减少大血管并发症。

## 136　如何对糖尿病患者实施降脂治疗?

如上题所述，循证医学证实，干预糖尿病血脂异常具有重要意义，而控制高血糖的大多数措施也能减轻血脂紊乱，包括饮食治疗、戒烟、增加体力活动和减轻体重、采用降糖药物如胰岛素等可改善糖尿病血脂紊乱。在控制血糖的基础上使用降脂药物可以使其疗效增加。目前认为，治疗高血糖症可以减少微血管并发症，而治疗血脂紊乱可以减少大血管并发症的发生。糖尿病患者如果积极控制血糖，只能减少眼睛、肾脏等疾病并发症的发生，并没有减少危及生命的血管疾病发生。而只有同时控制血压、血糖和血脂才能阻止糖尿病心血管病的发展。故糖尿病患者的血脂控制应与冠心病患者同样重视，糖尿病被认为是冠心病等危症，LDL-C 应降至 2.6mmol/L 以下，非高密度脂蛋白胆固醇（non-HDL）应降至 3.36mmol/L 以下。糖尿病血脂异常治疗包括饮食控制、减轻体重、运动、最大限度控制血糖和应用降脂药物。

他汀类药物能有效降低 2 型糖尿病胆固醇水平，并对血糖无负面影响，故应作为降低 LDL-C 的首选药物。然而，糖尿病患者使用他汀类药物发生肌病的危险性增加，主要原因是常常服用多种药物，合并肾损害等。因此，为安全起见，糖尿病患者应避免联用大剂量的他汀类药物和贝特类（尤其是吉非贝齐）。而与非诺贝特联用，或在血糖控制良好的情况下与烟酸联合使用，可减少肌病发生的危险性。

糖尿病患者合并高甘油三酯血症时，可选用贝特类药，这类药物可以有效减少游离脂肪酸，降低空腹和餐后血糖，改善 LDL 颗粒组分和增加 HDL-C，可逆转糖尿病血脂异常，而对糖代谢无不良影响。

烟酸可以降低 TG、胆固醇和脂蛋白 a，升高 HDL-C，理论上是较理想的降脂药。但它对胰岛素抵抗具有不利影响，如升高血糖、面红等，一般不用于糖尿病患者。不过，烟酸衍生物阿昔莫司对血糖影响较小，可考虑应用。

2005 年世界糖尿病联盟（IDF）制定了第一个《2 型糖尿病全球指南》，推荐对于年龄超过 40 岁或已诊断为心血管疾病的患者，以及年龄超过 20 岁，并发微量白蛋白尿或显著高风险的患者，应给予标准剂量的他汀类药物治疗。而 IDF 西太区糖尿病指南更进一步认为，无论血脂水平如何，既往有心血管疾病的患者都应给予他汀类药物。因此，对于糖尿病患者，他汀类药物是调脂治疗的基础。

## 137 伴或不伴心血管病的糖尿病患者降脂治疗有何差异?

糖尿病是冠心病的等危症，大多数患糖尿病的患者有相当高的心血管病（CVD）发生风险，并且一旦发生 CVD，其预后很差。临床试验证实合并糖尿病的患者可从降低 LDL-C 治疗中获益。成人胆固醇治疗组Ⅲ（ATPⅢ）补充报告提出：①HPS 研究显示，糖尿病伴 CVD 患者是未来发生 CVD 事件的极高危人群，从降低其绝对风险方面来看，这些人群可从他汀类药物治疗中获得巨大益处，其危险性越大，获益越大。故对于糖尿病合并 CVD 患者应该进行强化降脂治疗，并将 LDL-C 水平降至很低水平（< 1.81mmol/L），这是合理的选择。②流行病学研究和临床试验证实，糖尿病患者发生 CVD 事件的危险与非糖尿病 CVD 患者相似，其 LDL-C 的目标值均为 < 2.6mmol/L。此外，对于那些 LDL-C 基线 < 2.6mmol/L、无 CVD 的糖尿病患者，是否开始使用降低 LDL 的药物治疗，必须结合临床考虑。

部分糖尿病患者由于年龄较轻或缺乏其他危险因素故归为中度高危，这部分患者 10 年危险为 10% ~ 20%，ATPⅢ指南提倡当其血浆 LDL-C 水平≥3.36mmol/L 时，开始使用降 LDL 药物与饮食治疗同步进行。如果一个糖尿病患者被认为低危，当其 LDL-C 水平 < 3.36mmol/L 时，可不使用降 LDL 的药物治疗。实行最充分的生活方式调节，关于何时使用降 LDL 药物，必须结合临床考虑。

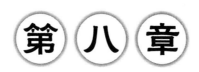

# 降脂与脑卒中

　　脑血管病是指多种原因引起的脑动脉和（或）静脉发生病理性改变所引起的疾病。

　　流行病学研究发现，血浆胆固醇水平与缺血性脑卒中发生密切相关。

　　现有的大规模临床试验结果表明，他汀类药物可降低已有冠心病患者发生脑卒中的风险，而且不会增加出血性脑卒中的危险性。

　　虽然他汀类药物在冠心病二级预防中具有降低脑卒中危险性的作用已明确，但在无冠心病的人群中，他汀类药物预防脑卒中的益处尚不十分确定。

## 138 什么是脑动脉硬化？

动脉硬化是指以动脉管壁增厚、僵硬而失去弹性为共同特征的动脉病变，主要累及主动脉、冠状动脉和脑动脉。当脑动脉硬化广泛，使脑血管流量普遍减少，影响脑功能时，称为脑动脉硬化症。

脑动脉硬化时主要有三大临床表现。①神经衰弱症候群：如头晕、头痛、失眠、注意力不集中、近期记忆减退、思维缓慢等；②脑动脉硬化性痴呆：主要表现为精神情感障碍、性格改变，如情感淡漠、思维迟缓、行为幼稚、不拘小节，不能准确计算和说出时间、地点、人物，俗称"老顽童"，严重者还可出现妄想、猜疑、幻觉等各种精神障碍；③假性延髓性麻痹（亦称球麻痹，"球"指脑干的延髓）：表现为四肢肌张力增高，出现难以自我控制的强哭强笑、哭笑难分、吞咽困难伴呛咳及流涎等。

50岁以上的中老年人脑动脉硬化逐渐缓慢起病，尽管病因和机制是复杂的，但血压升高和脂质代谢障碍是脑动脉硬化的重要因素。因此，控制高血压和脂质代谢异常，养成良好的健康和饮食习惯，坚持运动、低盐、低脂、低胆固醇饮食对预防脑动脉硬化有重要意义，而且具有良好的经济学效益。

## 139 什么是脑血管病？

脑血管病是指多种原因（主要原因有先天结构异常、炎症改变、血脂异常和高血压）引起的脑动脉和（或）静脉发生病理性改变所引起的疾病，是一种致残、致死率高的常见病和多发病。

在这类疾病中，以脑动脉疾病最常见，且好发于40岁以上的中老年人，其病情特点是发病急、变化快、病情重、危险性大，致残、致死率高，如脑卒中。

由于脑的血液循环障碍直接影响脑组织，致使脑细胞发生功能紊乱或不可逆性病变。患者常出现头痛、头晕、呕吐、意识障碍，严重时可出现失语、偏瘫、大小便失禁等症状和体征，重者可致死亡。

## 140 血脂异常与脑卒中关系如何？

研究表明，血清胆固醇、LDL 升高和 HDL 下降与心血管病发病有关。同时，临床试验也证实，应用他汀类降脂药物可明显降低脑卒中的发病率和死亡率，可使缺血性脑卒中发生的危险减少 19%～31%。但是，血清胆固醇的水平并不是越低越好。流行病学资料显示，血清胆固醇水平过低时（小于 4.10mmol/L），可增加出血性脑卒中的危险，即发生脑出血的概率增高。

已有大量流行病学观察及临床干预研究证实血脂异常是冠心病的主要危险因素。然而，血脂异常与脑卒中的关系却仍不明确，虽然脑卒中与冠心病有诸多共同危险因素，如高血压、吸烟、血脂异常及糖尿病等，但两者的流行病学呈现明显的差异。在某些低冠心病患病率患者群中存在高脑卒中风险，如高血压，中国高血压人群的转归主要是脑卒中，西方则主要是冠心病。而胆固醇水平低的人群脑卒中的发生率高。高脂血症对脑动脉的影响不如冠状动脉明显，一些大规模的降脂干预试验也显示，降低血脂能明显降低冠心病的发病率，而脑卒中死亡率没有明显下降。

我国人群危险因素与不同类型心血管发病危险的比较研究也显示，血脂异常与冠心病关系密切。血脂异常与冠心病的相对危险：高血清胆固醇的相对危险度为 1.73，HDL 下降的相对危险度为 1.39。血脂异常与缺血性脑卒中的相对危险：高血清胆固醇的相对危险度为 1.27，HDL 下降的相对危险度为 1.48。血脂异常与出血性脑卒中的相对危险：高血清胆固醇的相对危险度为 0.82，HDL 下降的相对危险度为 1.062。所以，血脂异常对脑卒中的影响虽不如冠心病明显，却很复杂，降低胆固醇主要降低缺血性脑卒中的风险，而降低胆固醇对于出血性脑卒中则有可能增加其风险。

## （141） 他汀类药物治疗为什么可以预防缺血性脑卒中?

研究证实，颈动脉粥样硬化斑块破裂是导致缺血性脑卒中的重要危险因素，其中，20%～30% 的脑卒中是由于颈动脉狭窄性病变进行性发展所致。他汀类药物通过阻止颈动脉粥样斑块进展和稳定斑块、减少颈内动脉内中膜厚度以及神经保护作用等途径防止缺血性脑卒中发生。大量证据表明他汀类药物还具有调脂以外的作用，如防止脑卒中发生。在缺血动物模型，他汀类药物通过上调内皮源性一氧化氮合成酶，减小梗死灶。动物实验证实，他汀类药物治疗可显著减少非脑卒中鼠脑实质过氧化物的产生和炎症细胞向病变区的渗透。因血脂紊乱是动脉粥样硬化最重要的危险因素，而动脉粥样硬化是脑血栓形成的病理基础，故也是他汀类药物预防缺血性脑卒中的理论基础。

临床研究结果也一致表明，胆固醇分别降低 1mmol/L 和 1.8mmol/L，则脑卒中发生率分别减少 10% 和 17%。临床研究还发现合并心血管病的患者较一般人发生脑梗死的危险性高，因此降脂效果较显著。

此外，他汀类药物也可以降低老年人缺血性卒中的发生率：由于老年人群第一致死原因是由动脉粥样硬化造成的心血管疾病。老年人常合并血脂异常，而血脂异常与动脉粥样硬化性心血管疾病密切相关，在老年人中，脑血管和外周动脉病变常并存，这些患者同冠心病（CHD）患者一样可从降脂治疗中获益，他汀类药物治疗可显著减少脑卒中的发生。65～75岁患者降脂治疗的获益比年轻患者大，他汀类药物可预防心血管事件并能延缓老年患者器官功能衰退。因此，对于血脂异常的老年患者，可以通过改善生活方式和药物治疗降低胆固醇水平。

### 142　调脂治疗对脑卒中的防治效果如何？

研究证实，他汀类药物预防脑卒中初发和再发是有效和安全的。无论患者年龄、基线胆固醇水平以及脑卒中绝对危险性如何，服用他汀类药物后脑卒中危险性呈持续性降低，并且随着胆固醇浓度的进一步减低（15%以上），效果更明显，其中他汀类药物调脂比非他汀类药物干预更有效，危险性越高，他汀类药物治疗降低脑卒中绝对危险的幅度也越大。此外，饮食疗法作为辅助性方法也能有效降低TC水平。对于合并低高密度脂蛋白胆固醇（HDL-C）的CHD患者采用吉非贝齐升高HDL-C治疗也可有效防治脑卒中。从费－效比观点出发，对于每年脑卒中和其他严重血管事件危险超过3%（或甚至1.5%）时应该使用调脂类药物。即使在欧洲等发达国家，他汀类药物在防治急性脑卒中或短暂性脑缺血发作的应用中远远不够，尤其是那些按照现在指南有应用他汀类药物指证的患者，故就目前的情况来说，临床指南并没有很好地贯彻到脑卒中或短暂性脑缺血发作的临床实践中去。

### 143　他汀类药物降脂可预防脑卒中的证据有哪些？

近年来流行病学观察性研究发现，血浆胆固醇水平与缺血性脑卒中发生密切相关。现有的大规模临床试验结果表明，他汀类药物可通过多种机制降低已有冠心病患者发生脑卒中的风险，而且不会增加出血性脑卒中的危险性，说明他汀类药物在冠心病患者中具有明确的降低脑卒中风险的作用。

大规模临床试验结果表明，他汀类药物不仅能降低冠心病患者的致残率和死亡率，而且能降低冠心病患者发生脑卒中的危险性。由于对胆固醇与脑卒中尤其是与出血性脑卒中的关系尚无一致意见，并且他汀类药物对已有脑卒中或短暂性脑缺血发作而无冠心病的人群预防脑卒中复发的疗效仍不确定，故降脂治疗防治脑卒中的疗效尚未获得公认。

4S 试验是第一个验证他汀类药物可以降低总死亡率和冠心病事件危险性的试验。对 4S 进行回顾分析，发现辛伐他汀能够降低非致死和致死性脑卒中及短暂性脑缺血发作的危险性达 28%。CARE 试验是第一个将出血性和缺血性脑卒中作为观察终点而进行研究的他汀类药物的前瞻性临床试验。在 CARE 研究中仅有 8 例为出血性脑卒中（6%），其中 6 例在安慰剂对照组。CARE 试验中收入了 4159 例有心肌梗死且 TC < 6.2mmol/L 的患者，随机分组，给予普伐他汀 40mg/d 或安慰剂，平均随访 5 年。结果表明脑卒中的相对危险性降低了 32%（$P = 0.031$），脑卒中或短暂性脑缺血发作的危险性降低了 27%（$P = 0.02$）。LIPID 试验纳入了 9014 例 TC 在 4.0 ~ 7.0mmol/L 的心肌梗死或不稳定型心绞痛患者。LIPID 试验研究结果表明普伐他汀能够改善生存时间，死亡率降低了 23%（$P < 0.0001$），脑卒中的危险性降低了 19%（$P = 0.022$）。现有的大规模临床试验结果表明，他汀类药物的治疗并不会使出血性脑卒中的危险性增加。

虽然他汀类药物在冠心病二级预防中具有降低脑卒中危险性的作用已明确，但在无冠心病的人群中，他汀类药物预防脑卒中的益处尚不十分确定。WOSCOPS 试验收入了 6595 例（年龄 45 ~ 64 岁）有高胆固醇血症而无心肌梗死的男性，随机给予普伐他汀或安慰剂治疗。结果显示脑卒中的发病率降低了 11%，但无统计学意义。AFCAPS/TEXCAPS 研究也是一个冠心病一级预防试验，冠心病的危险性明显降低，但脑卒中的危险性却无明显降低。在冠心病一级预防试验中，预防脑卒中的阴性结果可能与无冠心病的人群中脑血管事件的发生率较低有关。

将 WOSCOPS、CARE 和 LIPID 三项大规模临床试验进行汇总分析（PPP）表明，普伐他汀长期治疗可明显减少卒中的总发生率，主要是减少缺血性卒中的发生，而并非减少出血性卒中的发生，常发生在治疗开始后 1 年左右。

目前认为，他汀类药物能降低脑卒中可能与下列作用有关：①通过延缓颈动脉粥样斑块的进展而减少脑卒中事件的危险性；②可稳定主动脉斑块，防止其斑块破裂和血管腔内血栓形成，从而阻断脑梗死的栓子来源；③他汀类药物的非降脂作用可部分解释该类药物能够减少颈内动脉内中膜厚度的原因；④可能具有神经保护作用。

## 144 他汀类药物可以降低卒中幸存者的再卒中风险吗？

有研究结果提示，他汀类不仅可以降低无卒中病史患者的卒中风险，而且可以降低卒中和短暂性脑缺血发作（TIA）幸存者的再卒中风险。以往研究发现，他汀类可以降低心血管疾病（CVD）高危患者的卒中可能性。然而，尚不清楚他汀类是否也可以降低近期发生过卒中或 TIA 患者的卒中再发风险。

在强化降胆固醇水平预防脑卒中试验（SPARCL）中，研究组在平均 4.9 年的随访中监测了 4731 例受试者的卒中发生率。其受试者在入组的前 6 个月发生过卒中或 TIA，被随机分配接受阿托伐他汀 80mg/d 或安慰剂治疗。所有受试者均没有冠心病病史，其 LDL-C 水平均在 1.89 ~ 3.36mmol/L。

研究发现，在随访期间，尽管两组的总死亡率相似，但是阿托伐他汀组仅265例发生致死或非致死性卒中，与安慰剂组的311例相比，主要冠脉事件相对危险降低11%，绝对危险降低2.2%。评价他汀类对主要冠脉事件如心源性死亡、非致死性心脏病发作或心搏骤停复苏的影响。结果显示，与安慰剂组相比，阿托伐他汀组的主要冠脉事件危险性降低35%。

单纯他汀类对缺血性和出血性卒中发生率影响的研究显示，阿托伐他汀组患者发生的缺血性卒中事件少于安慰剂组，分别为218例和274例。然而，该研究组也发现，阿托伐他汀组患者的出血性卒中事件多于安慰剂组，分别为55例和33例。

研究人员指出，对于本研究的受试人群，研究入组时入选的少数脑出血患者使本研究未能得出有意义的有关他汀类治疗益处和危险性的结论。尽管如此，他们在《新英格兰医学杂志》上总结，阿托伐他汀组的卒中危险显著降低，总的说来治疗是有益的。主要研究者 David Kent 根据目前的成人胆固醇治疗组 Ⅲ（ATPⅢ）指南，入选本研究的许多患者适合应用他汀类治疗，他认为 SPARAL 试验及以前的数据越来越支持把缺血性卒中作为冠心病等危症的观点。

##  145 他汀类药物治疗降低冠心病患者脑卒中风险的证据有哪些？

越来越多的大规模临床试验证实，他汀类药物可以减少缺血性脑卒中的危险性，其中包括冠心病二级预防试验如 CARE、4S 和 LIPID 等研究，均表明他汀类药物治疗可明显降低脑卒中的危险性。CARE 试验是第一个将出血性和缺血性脑卒中作为观察终点而进行的他汀类药物临床试验，结果也显示脑卒中相对危险降低32%；4S 研究数据分析显示，辛伐他汀明显降低致死性、非致死性和短暂性脑缺血发作达 28% （$P = 0.033$）；LIPID 研究同样表明他汀类药物可显著降低脑卒中的危险。冠心病二级预防研究都证实了他汀类药物预防脑卒中的作用，且并不增加出血性脑卒中的危险。

HPS 也是一项大型的、涉及脑卒中预防的研究，共入选 20 536 例患者，其中 65% 为冠心病，患者服用辛伐他汀 5 年，LDL-C 平均降低 1mmol/L。结果明确证实：各种心血管高危患者，无论年龄大小及基线 LDL-C 水平如何，辛伐他汀均可减少脑卒中危险和 CHD 事件（尤其是减少缺血性和轻中度脑卒中的发生），其中缺血性脑卒中发生率降低 30%。此外，HPS 研究还显示，胆固醇的降低并没有引起出血性脑卒中的增加，从而消除了人们对降低胆固醇水平（TC < 4.14mmol/L）增加脑出血的顾虑。普伐他汀的汇总分析表明，观察 5 年，LDL-C 降低 1.1mmol/L，脑卒中发生率降低 22%。PARCAL 研究通过对 4731 例服用阿托伐他汀的患者检测 LDL-C 水平，平均随访 4.9 年，结果提示阿托伐他汀 80mg/d 可以全面降低 16% 的脑卒中复发，阿托伐他汀降低了 21% 的致死性和非致死性缺血性脑卒中相关危险，但这种效应被增加的出血风险部分抵消，故汇总后总脑卒中的风险下降 16%。

然而，在 ROSPER 试验中，患者服用普伐他汀 40mg/d 共 3 年，结果显示，LDL-C 降低 1.3mmol/L，而对致死和非致死性脑卒中没有影响，仅减少 TIA 的发生（$P = 0.05$）。分析其原因，可能由收缩压较其他他汀类药物试验高出很多（155mmHg 与 140mmHg）造成。此外，PROSPER 研究组指出，与防治 CHD 比较，他汀类药物减少脑卒中所需时间更久。

# 第九章

# 高血压患者的降脂治疗

高血压与血脂异常是难兄难弟。

我国高血压和血脂异常患病率很高。

高血压与胆固醇异常是临床上最常见的且可干预的动脉粥样硬化危险因素，二者具有协同致病作用。

对于高血压患者，早期、长期降胆固醇治疗可使患者长期获益。

HOPE－3 试验为高血压合并血脂异常患者带来了福音。

## 146 高血压与血脂异常是难兄难弟吗?

随着工业化发展的进程以及社会的进步,人们的工作、生活方式的改变,心脑血管病已成为死亡的第一大元凶,高血压病和血脂异常是心脑血管病中最常见的、重要的可控危险因素。而且这两种危险因素常常合并存在,使心血管疾病的发病风险大大增加。流行病学资料显示,大于80%的高血压患者同时存在多种心血管病的危险因素,其中血脂异常约60%,男性患者更为常见,其次为血糖异常。血脂异常人群中高血压患病率为74.3%。2016年中国心血管病报告显示:根据2010年全国第六次人口普查数据测算的高血压患者数为2.7亿,其中半数伴有血脂异常。尽管高血压和血脂异常往往同时存在,但血脂异常常被忽视,尤其是在基层医疗单位,发现高血压后没有及时检查血脂,有的即使发现了血脂异常,多数治疗也不达标,一方面患者治疗的依从性差,二是医生对高血压患者血脂治疗的目标不够明确。有资料显示,高血压病合并血脂异常者治疗达标的仅有10%,所以,要重视对高血压患者进行心血管病风险的评估,干预血压的同时,进行血脂等其他危险因素的干预,有助于提高心血管事件的防治效果。

## 147 我国高血压和血脂异常流行情况及其危害如何?

2014年心血管病报告显示,我国高血压患者超过2亿,血脂异常患者超过1亿,但高血压治疗率约1/3,血脂异常治疗率不足1/3,高血压和血脂异常常伴发,CONSIDER研究显示我国门诊高血压患者81.1%合并血脂异常。DYSIS研究提示接受调脂治疗的血脂异常患者约66%合并高血压。China-Reality研究显示,门诊血脂异常患者中,52%合并高血压,他们中接受他汀类治疗的比例为37%，LDL-C 达标率仅为25.8%，可见高血压患者降胆固醇治疗仍具有极大的空间。

高血压与胆固醇异常是临床上最常见且可干预的动脉粥样硬化危险因素，二者具有协同作用，同时合并高血压与胆固醇异常的患者心血管病患病风险增加3～4倍，心血管病死亡率增加。其机制是高血压导致血液剪切力以及损伤因子增加造成血管内皮受损，脂质沉积巨噬细胞聚集等促进动脉粥样硬化的发生和发展。

## 148 高血压患者降胆固醇治疗的研究证据如何？

大规模随机临床试验显示，合并多重危险因素的高血压患者仅控制血压依然有较高的心血管事件风险。在控制血压的基础上，降低胆固醇可进一步显著降低心血管事件的风险。1994 年，第一项他汀类的临床研究即4S 研究奠定了他汀类药物在动脉粥样硬化性心血管疾病（ASCVD）防治中的基石地位。此后进行了一系列高血压人群的干预研究和亚组分析，均显示出他汀类药物治疗的优越性，其中成人胆固醇治疗组Ⅲ（ATPⅢ）指南在2004 年进行了补充说明，将他汀类药物的适应人群由冠心病扩大到心血管高危人群，其中很大一部分是高血压人群。

高血压患者的一系列他汀类治疗研究进一步证实了百年"胆固醇理论"，即在一定范围内，只要降低胆固醇，就能降低 AS-CVD 事件的风险。ASCOT-LLA 研究显示，高血压患者降胆固醇治疗3 个月后即有明显的效益，降胆固醇治疗越早越好。荟萃分析显示，坚持他汀类治疗的时间越长，LDL-C 下降幅度越大，患者获益越多。HPS 试验11 年延长随访研究的结果也显示，尽管研究结束后，安慰剂组患者也同样给予他汀类药物治疗，且5 年后两组胆固醇几乎处于相同水平，但辛伐他汀治疗组在前5 年的获益在随后6 年内长期持续存在，这得益于他汀类的早期治疗。因此，对于高血压患者，早期、长期降胆固醇治疗可使患者长期获益。

## 149 高血压患者降胆固醇治疗的危险分层和目标如何？

2014 年中国胆固醇教育计划专家提出了相对积极的降胆固醇治疗目标，其中指出合并有高血压这一危险因素者至少是中危患者，并根据高血压患者的降胆固醇治疗参考危险分层制订了目标值，为临床上便于开展和提高高血压患者心血管病一级预防效果提供了参考（详见下表）。

**高血压患者降胆固醇治疗的危险分层和目标值**

| 临床疾病 | 危险分层 | LDL-C 目标值 |
|---|---|---|
| 高血压 + 糖尿病 | 极高危 | <1.8mmol/L |
| 高血压 +1 项或以上其他危险因素 | 高危 | <2.6 mmol/L |
| 单纯高血压 | 中危 | <3.4mmol/L |

注：其他危险因素包括年龄（男性≥45 岁，女性≥55 岁）、吸烟、HDL-C<1.04mmol/L、体重指数≥28kg/m$^2$、早发缺血性心血管病家族史、左心室肥厚、微量蛋白尿、C反应蛋白>20mg/L、慢性肾脏疾病等

## 150 如何规范高血压患者的降胆固醇治疗？

所有患者应立即开始生活方式干预，早期的非药物干预胆固醇治疗的研究证实，治疗性生活方式改善和饮食调整降胆固醇，能够显著降低心血管事件的发生风险，因此，低中危患者首先应当进行治疗性生活方式的干预。但对于高危或极高危患者，一经确诊，应在治疗性生活方式干预的基础上，立即开始降胆固醇药

物治疗。

他汀类药物是降胆固醇治疗的首选一线药物，但由于种族差异，2013 年 ACC/AHA 降胆固醇治疗指南明确指出，高强度他汀类不适用于亚洲患者。

规范高血压患者降胆固醇治疗要做到以下几点。

（1）所有高血压患者应根据其危险分层，在治疗性生活方式改善的基础上使 LDL-C 达标。

（2）高血压患者降胆固醇治疗一级预防首选他汀类药物，推荐大多数患者根据胆固醇水平和目标值首选低－中强度他汀类药物。

（3）高血压患者降胆固醇须长期治疗才能长期获益。能够耐受他汀类治疗的患者，应在医生指导下长期坚持，不应随意减量和停药。

（4）高血压合并慢性肾病或老年患者，他汀类治疗可从低剂量开始，同时评估和监测不良反应。

（5）极高危或高危患者如中等强度他汀类治疗不达标或不耐受的患者，可首先考虑低强度他汀类联合依折麦布 5～10mg，或依折麦布 5～10mg 单药治疗。

## 151 HOPE－3 试验带来的福音

HOPE－3 是一项大规模、国际多中心、大样本临床研究，采用随机分组、双盲、安慰剂对照、2×2 析因分析的研究设计。入组 12 705 例，其中 3691 例中国人（占研究人数的 29%），随访长达 5.6 年（中国患者 6.7 年）。目的：对心血管病中、低危人群高血压病（即主要心血管事件年均发生率约为 1%～5%），在既往无 CVD 的中危人群中，行降低低密度脂蛋白（LDL-C）治疗，降低对心血管事件的影响。对比坎地沙坦 16mg＋氢氯噻嗪

12.5mg＋瑞舒伐他汀 10mg 治疗方案对临床主要心血管终点事件的影响。主要终点：心血管死亡、非致死性心肌梗死、非致死性脑卒中。第二主要终点：心脏骤停复苏、心力衰竭、动脉血运重建术。次要终点：具有客观证据的缺血性心绞痛、总死亡率。结果：瑞舒伐他汀 10mg/d 组可降低 25% 的心血管终点事件，且不受 LDL-C 水平、收缩压（SBP）、心血管病（CVD）风险因素、C反应蛋白（CRP）水平、人种因素的影响。该试验采用瑞舒伐他汀，避开了多数他汀类的肝脏 P450 代谢途径，所以，引起的肌病、横纹肌溶解与安慰剂组相当，新发糖尿病风险也与安慰剂组相当。中国人亚组结果与总体结果一致，预防临床心血管事件的获益及治疗的安全性、耐受性均与总体趋势相同。对 CVD 中危人群，建议在改善生活方式的基础上，及早启动他汀类药物治疗，对于中、低危 CVD 选择瑞舒伐他汀可能更为安全。但是，该试验中对正常血压的中低危人群给予降压治疗并未获益。

所以，该研究有针对性地扩大了他汀类的临床应用范围，对进一步降低各种心脑血管事件具有重要意义，尤其对于高血压患者，在降压的同时进一步降低 LDL-C，可以实现临床双倍获益。该试验公布后，2017 年高血压专家更新了国际高血压防治专家共识，认为中危 1 级高血压患者，不论胆固醇水平如何，在降压治疗的同时给予他汀类药物治疗获益更多。

同时重视非 - 高密度脂蛋白胆固醇（non-HDL-C，TC-HDL-C ＝ non-HDL-C）的水平，建议低/中危心血管病者 non-HDL-C ＜ 4.1mmol/L，高危者 non-HDL-C ＜3.4mmol/L，极高危 non-HDL-C ＜ 1.8mmol/L，使更多患者获益。

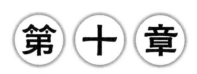

# 第十章

# 强化降脂

　　强化降脂是相对于一般降脂而言更为积极的降脂治疗，强调达到目标值或更低。

　　国外大规模临床试验结果表明早期、快速、强效降脂治疗能减少不稳定型心绞痛或非 Q 波心肌梗死患者心肌缺血事件的复发。

　　由于强化降脂治疗应用降脂药物较一般调脂治疗药物用药量大，故其安全性值得考虑。

　　降低冠心病的胆固醇水平治疗可显著减少其心血管事件的发生，但目前并没有观察到降脂的最低阈值。

　　对于那些有很高风险发生动脉粥样硬化性心血管疾病（ASCVD）事件的患者，进一步调脂治疗是其合理选择。但在没有进一步证据之前，尚不能向所有患者推荐。

### 152 什么是极高危人群？

极高危人群是指动脉粥样硬化性心血管疾病（ASCVD）危险性极高的患者。这些对象包括明确的 ASCVD 加上：①多种主要危险因素（尤其是糖尿病）；②严重并且控制较差的危险因素（尤其是继续吸烟）；③代谢综合征的多种危险因素（尤其是 TG≥2.3mmol/L 且 non-HDL-C ≥3.36mmol/L）并且 HDL-C <1.04mmol/L；④急性冠脉综合征的患者。成人胆固醇治疗组 Ⅲ（ATPⅢ）补充报告指出，对于列为极高危的患者，可选择将 LDL-C 降至 <1.81mmol/L 作为目标。

### 153 心血管事件危险分层中的高危状态是什么？危险因素有哪些？

高危状态指冠心病和冠心病等危症，其中冠心病包括心肌梗死病史、不稳定型心绞痛、稳定型心绞痛、冠状动脉血管成形术或冠脉旁路移植术、显著的临床心肌缺血证据；冠心病等危症包括冠状动脉以外的动脉粥样硬化疾病（外周动脉疾病、腹主动脉瘤、颈动脉疾病、颈动脉性或 >50% 颈动脉阻塞引起的脑卒中），糖尿病，2 个以上危险因素伴有严重冠心病（CHD）10 年危险 >20%。这些危险因素包括吸烟、高血压（血压≥140/90mmHg 或服用降血压药物）、低 HDL-C（<1.04mmol/L）、早发 CHD 家族史（男性直系亲属 <55 岁患 CHD，女性直系亲属 <65 岁患 CHD）、年龄（男性≥45 岁，女性≥55 岁）及生活方式相关危险因素（包括肥胖、缺乏运动、高 TG、低 HDL-C 或代谢综合征）。

## 154 什么是强化降脂？

强化降脂是相对于一般降脂而言更为积极的降脂治疗，强调达到目标值或更低。循证医学表明，以 LDL-C 或 TC 升高为特点的血脂异常是 ASCVD 的重要危险因素；降低 LDL-C 水平可显著减少 ASCVD 的发病及死亡风险。对于冠心病及其他 ASCVD 高危患者，无论胆固醇水平升高或处于人群均值，他汀类药物积极降脂均可显著减少心血管事件发生。强化降脂是达标策略，并非指降脂药物的剂量大小。强化降脂的对象是 ASCVD 高危和极高危患者，高危患者的 LDL-C 水平应降至 2.6mmol/L 以下，极高危患者的 LDL-C 应降至 1.8mmol/L 以下。如果 LDL-C 基线值较高，若现有调脂药物标准治疗 3 个月后难以使 LDL-C 降至基本目标值，则可考虑将 LDL-C 至少降低 50% 作为替代目标，并非所有高胆固醇患者都需要强化降脂。

## 155 强化降脂对冠心病预后的效果如何？

研究显示，对于急性冠脉综合征（ACS）患者，他汀类药物强化降脂治疗在降低心血管事件、减缓冠脉粥样硬化斑块的进展方面优于中度降脂治疗，并且他汀类药物的安全性良好，严重毒性罕见。减少 ACS 早期再发性缺血事件研究（MIRACL）纳入了 3086 例 ACS 患者，在 24～96 小时内服用阿托伐他汀 80mg/d 或安慰剂，随访 16 周。结果显示治疗组平均 LDL-C 水平降至 1.9mmol/L，症状性心肌缺血发生率降低 16%，表明早期、快速、强效降脂治疗能减少不稳定型心绞痛或非 Q 波心肌梗死患者心肌缺血事件的复发。成人血脂异常治疗指南（ATP Ⅲ）明确提出按冠心病危险分层进行调脂治疗，强调应将冠心病、糖尿病患者

（冠心病等危症）的 LDL-C 控制在 2.6mmol/L 以下。

PROVE IT（普伐他汀或阿托伐他汀疗效评估试验）纳入了 4162 例患者，随机分为阿托伐他汀（80mg/d）强化治疗组和普伐他汀（40mg/d）标准治疗组。随访结果显示，强化治疗组（阿托伐他汀组）LDL-C 降至 1.60mmol/L，心血管事件显著降低 16%。北欧辛伐他汀生存研究（4S）发现，服用辛伐他汀可使冠心病患者死亡的相对危险下降 30%。亚组分析显示 LDL-C 降至 1.59~2.69mmol/L 组与 2.72~3.26mmol/L 和 3.29~6.89mmol/L 两组相比，冠脉事件的发生率最低，提示积极降脂获益最大。

辛伐他汀早期强化治疗方案与迟发保守治疗急性冠脉综合征的比较 A to Z 试验的 Z 部分，是目前探讨 ACS 积极降脂疗效的较大临床试验。研究入选 4500 例 ACS 患者，随机分为大剂量辛伐他汀组（开始 1 个月服用 40mg/d，此后维持 80mg/d）和常规剂量组（首先使用安慰剂 4 个月，然后维持辛伐他汀 20mg/d）。结果显示大剂量方案组未见一级复合终点事件的降低，包括心血管死亡、心肌梗死、ACS 再住院和脑卒中［绝对危险减少 2.3%；危险比 0.89，95% 可信区间（0.76~1.04），$P=0.14$］。另外，大剂量辛伐他汀治疗组肌病发生率高，共有 10 例患者肌酶升高超过正常上限的 10 倍，同时伴有肌肉症状，其中大剂量他汀类药物组占 9 例；3 例患者发生横纹肌溶解（肌酶水平 > 10 000U/L）。本研究结果表明他汀类药物疗效缺乏并存在安全性问题，这与多数他汀类药物的文献描述不同。对 A to Z 试验进行的方差分析表明前 4 个月内未见明显效果，但看起来强化降脂治疗确实可得到晚期获益。

然而，A to Z 试验的中性结果并不能否定二级预防（包括 ACS）中强化降脂治疗的价值。A to Z 试验结果显示心血管事件有降低趋势，这也支持"越低越好"的观点。鉴于肌病发生率的增加仅见于单一药物的特定剂量，所以不应以偏概全，而对这一类降脂药物产生怀疑。一系列临床试验表明辛伐他汀40mg/d以内的剂量具有较好的安全性和疗效。综上所述，当存在其他可用的有效药物时，应谨慎使用大剂量的辛伐他汀（80mg/d）。

## 156 强化降脂对高危人群疗效如何？

辛伐他汀与心脏保护试验（HPS研究）是在英国进行的、迄今最大规模的有关胆固醇调控、心脏保护的临床研究，共纳入了20 536例患者，年龄40～80岁，有冠心病或者各种冠心病高危因素（非冠状动脉的阻塞性动脉疾病、糖尿病、老年男性高血压），TC≥3.5mmol/L，其中CHD 13 386例，糖尿病5963例、周围血管疾病2701例，其他各亚组人群的数量也都很大，分类有重叠。受试者被随机分成辛伐他汀40mg/d组或安慰剂对照组，随访5年6个月。结果显示，无论患者的性别、年龄或基线血胆固醇水平如何，每天服用辛伐他汀40mg，平均LDL-C水平降至2.6mmol/L，所有治疗组患者都能从辛伐他汀的治疗中获益，其心脏病危险事件和脑卒中的发生率降低1/4。一些具有特殊危险因素的女性和老年患者，包括患有糖尿病、脑卒中等疾病，辛伐他汀也同样有效。

## 157 强化降脂对脑卒中的作用怎样？

西苏格兰冠脉预防试验（WOSCOPS）显示，服用普伐他汀40mg/d治疗5年，结果致死性和非致死性脑卒中减少11%，但未达到统计学差异。但随后的几项荟萃分析证实他汀类药物治疗可减少脑卒中发生。2005年Lancet发表的随机对照试验研究入选了14个临床主要他汀类试验，共90 058例受试者，荟萃分析发现，LDL-C每降低1mmol/L，缺血性卒中风险下降19%，而出血性卒中风险无明显增加。无论在男性还是女性、年轻人或老年人以及糖尿病患者均可看到。

强化降脂能否预防脑卒中发生？心脏保护研究（HPS）选取了心血管病高危人群为研究对象，结果显示甚至在低 LDL-C 水平时，服用他汀类药物仍可降低脑卒中发生风险。他汀类药物可通过降脂和调脂外作用发挥效应。TNT 研究直接验证了"越低越好"理论，强化降脂进一步减少临床终点事件试验（IDEAL）与已发表的他汀类试验（尤其是强化降脂试验）的综合结果完全一致，证明 LDL-C 降得越低越好。使用他汀类药物降低 LDL-C 至现有"指南"以下的水平将为脑卒中危险的减少提供额外效益。强化降胆固醇水平预防脑卒中试验（SPARCL）纳入了有脑卒中或短暂性脑缺血发作（TIA）病史的 4200 例患者（无 CHD 史），欲证实降低 LDL-C 是否能使研究对象获益。患者基线 LDL-C 水平为 2.6～4.9mmol/L，随机分为阿托伐他汀组和安慰剂组两组，共随访 5 年，观察强化降脂后首次发生致死性和非致死性脑卒中的时间差异。排除标准：年龄 <18 岁，既往 CHD 史、颈动脉内膜切除术、蛛网膜下腔出血。许多神经病学家参与该研究，其试验结果有待公布。

SPARCL 研究结果显示，阿托伐他汀 80mg/d 显著降低近期有卒中或 TIA 史而无冠心病患者的卒中再发危险达 16%；同时显著降低心血管事件发生危险。按 SPARCL 研究结果推算：46 例患者接受阿托伐他汀治疗 5 年，可预防 1 例次卒中事件；29 例患者治疗 5 年，可预防 1 例次主要心血管事件。阿托伐他汀组安全性良好，肝脏和肌肉不良事件发生率低，出血性卒中略增多，患者对阿托伐他汀 80mg/d 耐受性好。

## 158 强化降脂的安全性怎样?

由于强化降脂治疗应用降脂药物较一般调脂治疗药物用药量大,故其安全性值得重视。25 000 多例服用辛伐他汀的试验数据显示:辛伐他汀 20mg/d 时肌病发生率为 0.02%;40mg/d 时肌病发病率为 0.07%;80mg/d 时肌病发病率为 0.3%,横纹肌溶解症发生率为 0.01%。其他因素如高龄、瘦弱、肾功能不全或药物之间的相互作用可增加肌病的发生率。他汀类药物导致的肌病呈药物浓度依赖性,常发生于洛伐他汀、辛伐他汀、阿托伐他汀与抑制肝脏 P4503A4 旁路药物联用和存在药物代谢机制受损的患者(老年人或肾功能不全者),辛伐他汀 80mg/d 肌病发生率为 0.3% ~ 0.5%,阿托伐他汀 80mg/d 肌病发生率为 1.5% ~ 5.0%,临床试验报道他汀类药物引起的总肌病发生率为 0.1% ~ 0.2%,此数据的差异主要与剂量相关。此外,阿托伐他汀的肌病发生率为 2.5% ~ 3%。近年来,应用高剂量他汀类药物的临床试验有 Target Tangible Trial、CURVES、AVERT、STATT、GOALLS 和 LIPS,直到近年公布的 HPS、MIRACL、REVERSAL 和 PROVE IT 等试验结果,才肯定了应用他汀类药物进行降脂治疗的有效性和临床益处,并且明确了长期应用他汀类药物积极调脂具有良好的安全性和耐受性。国外资料显示,阿托伐他汀 80mg/d 和瑞舒伐他汀 40mg/d 是安全和有效的,并且不增加肌炎和横纹肌溶解的危险性。美国食品药品监督管理局(FDA)通过处方统计报告了每 $10^6$ 张处方横纹肌溶解症的发生率:西立伐他汀 3.16,洛伐他汀 0.19,辛伐他汀 0.12,阿托伐他汀或普伐他汀 0.04,氟伐他汀 0。药物联用试验发现,辛伐他汀 80mg/d 与胺碘酮 600mg/d 联用肌病发生率为 6%;辛伐他汀 80mg/d 与维拉帕米 120 mg/d 联用则为 0.63%;单用辛伐他汀为 0.061%。药物相互作用可使肌病发生率增加 10 倍。

随着他汀类药物剂量增加，肝功能异常和肌病发生率也增加。如阿托伐他汀 40mg/d，转氨酶 >3ULN（正常上限）的患者占 0.5%，而阿托伐他汀 80mg/d 时该比例则为 2.5%。再如辛伐他汀 20mg/d，肌病发生率为 0.02%；辛伐他汀 40mg/d，肌病发生率为 0.07%；辛伐他汀 80mg/d，肌病发生率为 0.3%。随着辛伐他汀或阿托伐他汀的剂量从 40mg/d 增加到 80mg/d，LDL-C 降低 5% ~ 6%，肌病和肝功能异常发生率增加 4 ~ 5 倍，LDL-C 减少 5% ~ 6%，临床事件减少 1%。伴随额外临床事件减少 1%，严重不良事件却增加 1% ~ 2%，所以必须进行危险分层，评估风险 - 获益比。在冠心病或高危人群，每 10 年主要心血管事件发生的危险性增加 >20%。因此，对于冠心病及心血管疾病高危患者，应结合实际情况，给予积极降脂治疗。

近年来公布的几个强化降脂临床试验关于安全性的报道如下。

（1）PROVE IT 试验，研究比较了强化降脂（阿托伐他汀 80mg/d）与一般降脂（普伐他汀 40mg/d）治疗对高危患者主要冠脉事件（包括死亡）的影响：平均随访时间为 24 个月，两组血脂水平分别降至 1.61mmol/L 和 2.46mmol/L。结果发现强化降脂组心血管联合终点事件降低 16%（$P < 0.005$），且患者对大剂量阿托伐他汀耐受性良好，在两组中均未发现严重肌病（横纹肌溶解症），但转氨酶增加：强化降脂组有 3.3% 的患者丙氨酸转氨酶升高 3 倍以上，普伐他汀组有 1.1%（$P < 0.003$）。

（2）积极降脂逆转动脉粥样硬化（REVERSAL）试验，研究比较了强化降脂和中度降脂对冠脉斑块和病变进展的影响：采用双盲、随机化和有效对照的多中心试验设计，在美国 34 个社区和第三级健康中心进行。1994 年 7 月至 2001 年 9 月，654 例患者随机接受中度降脂（40mg/d 普伐他汀）方案或强化降脂（80mg/d

阿托伐他汀）治疗 18 个月方案。结果显示，强化降脂组在治疗减慢冠状动脉粥样硬化进展的同时，其安全性和耐受性与中度降脂组相似，详见下表。

强化降脂与中度降脂安全性比较

| | 普伐他汀（40mg/d） | 阿托伐他汀（80mg/d） |
|---|---|---|
| 主要不良事件 | | |
| 　死亡 | 1/327（0.3%） | 1/327（0.3%） |
| 　心肌梗死 | 7/327（2.1%） | 4/327（1.2%） |
| 　脑卒中 | 1/327（0.3%） | 1/327（0.3%） |
| 酶变化 | | |
| 　ALT > 3* | 5/316（1.6%） | 7/311（2.3%） |
| 　AST > 3* | 2/316（0.6%） | 2/311（0.6%） |
| 　CK > 10* | 0 | 0 |
| 中断药物治疗 | 22/327（6.7%） | 21/327（6.4%） |
| 　肌肉骨骼肌症状# | 12/327（3.4%） | 9/327（2.6%） |
| 　腹部症状△ | 5/327（1.5%） | 3/327（0.9%） |
| 　癌症 | 2/327（0.6%） | 0 |
| 　胸痛 | 2/327（0.6%） | 0 |
| 　AST 或 ALT 增加 < 3* | 0 | 4/327（1.2%） |
| 其他▲ | 1（0.6%） | 5（1.5%） |

注：ALT，谷丙转氨酶；AST，谷草酸转氨酶；CK，肌酸激酶

　* 正常上限 3 倍值；

　# 肌痛或肌无力、关节痛，或磷酸肌酸激酶升高（< 10 倍正常上限）；

　△腹痛、跛行或腹泻；

　▲其他，包括流感样症状、灼热、瘙痒、头痛或乙型肝炎

（3）A to Z 试验的 Z 部分，主要评估 ACS 早期强化降脂策略（开始 1 个月服用辛伐他汀 40mg/d，此后维持辛伐他汀 80mg/d）与延迟保守策略（首先使用安慰剂 4 个月，然后维持辛伐他汀 20mg/d）的疗效和安全性。试验未能达到预期结果，不良事件发生情况总结见下表。

**早期强化降脂组与延迟保守组不良事件发生情况比较**

| | 延迟保守组 | | | 早期强化降脂组 | | | |
|---|---|---|---|---|---|---|---|
| | 合计(月)# | ≤1个月 | ~6个月 | ≥6个月 | 合计(月)# | ≤1个月 | ~6个月 | ≥6 |
| AST/ALT>3* | 8(0.4%) | 1 | 5 | 2 | 19(0.9%) | 1 | 13 | 5 |
| CK>10*△ | 1(0.04%) | 1△△ | 0 | 2 | 9(0.4%) | 0 | 7▲▲ | 2▲▲ |
| 中断药物治疗▲ | 34(1.5%) | 8 | 6 | 20 | 41(1.8%) | 7 | 19 | 15 |

\# 合计数为不良事件发生数/总例数（%）

\* 正常上限倍数

△伴有肌肉症状（肌病）

△△发生于患者服用安慰剂时

▲由于肌肉相关的主诉

▲▲发生于服用辛伐他汀80mg/d时

由上表可以看出，延迟保守组 AST/ALT 升高超过 3 倍 ULN 者占 0.4%（8/2068），强化降脂为 0.9%（19/2132），二者比较无统计学意义（$P > 0.05$）。由于肌肉不良事件而中断用药比例：延迟保守组为 1.5%（34/2230），强化降脂组为 1.8%（41/2263），无统计学意义（$P = 0.49$）。共 10 例患者发生肌病（CK>10ULN，伴有肌肉症状），其中 1 例在保守组，另 9 例（0.4%）都在强化降脂组（正在服用阿托伐他汀 80mg/d 剂量）（$P = 0.02$）。9 例肌病患者中有 3 例 CK 水平超过 10 000U/L，达到横纹肌溶解的标准，这与大剂量长期治疗高胆固醇血症影响其安全性相吻合，并且这 3 例中有 1 例出现明显的肾功能衰竭，1 例正在同时接受维拉帕米治疗。此外，还有 1 例接受 80mg/d 辛伐他汀治疗的酗酒患者其 CK 水平超过 10 倍 ULN，却不伴肌肉症状。服用辛伐他汀 20mg/d 或 40mg/d 的患者未见肌病发生，这与其他长期预后试验报道相符合。总之，使用高剂量他汀类药物时，应密切注意肌肉相关症状。

## 159　血浆胆固醇浓度降至太低有危险吗？

　　胆固醇是维持人体正常生理活动所必需的物质，将 LDL-C 充分降低是否会带来害处？一些流行病学研究提示非常低的血清胆固醇水平与总死亡率增加相关，特别与脑出血相关，但这些研究并没有确定低胆固醇水平与疾病或死亡之间存在明显的因果关系，一些学者将这种关系归因于混杂因素。在最近的他汀类药物治疗的临床试验中，已经证实降低 LDL 本身并没有显著不良反应。冠心病患者 LDL-C 降至 2.6mmol/L 以下时仍可获益。对于极高危患者，将其 LDL-C 降至很低水平，仍能获益：最新临床试验 PROVE IT 发现，降低 LDL-C 至 1.61mmol/L，在两年观察期间，仍可获益并且具有安全性，但是否能进一步降低获益，还需试验证实。

　　大规模临床试验综合结果表明，降脂治疗使冠心病死亡率和致残率下降的程度与血浆胆固醇降低的幅度密切相关，因此有学者提出胆固醇降得越低越好。但是，由于胆固醇在人体内毕竟具有正常的生物学功能，故不能降得太低，甚至有人提出胆固醇降得太低可能有害。

　　综合 1990 年以前发表的临床试验结果，降低血浆胆固醇浓度可降低冠心病的死亡率，但增加了非心血管疾病（自杀、车祸、癌症等）的死亡率。Jacs 等于 1992 年报道了美国国立心肺血研究所（NHLBI）召开的血 TC 低下与死亡率关系的学术研讨会的综合内容，并认为在男性中各种原因的总死亡率与 TC 水平呈 U 形关系。而某些癌症（肺癌）、呼吸道疾病和消化道疾病以及非疾病原因的死亡率则与 TC 呈负相关，因此在 20 世纪 90 年代初部分学者曾对降胆固醇防治冠心病的确切临床益处表示过怀疑。

临床干预试验如美国血脂研究临床计划（LRC）的一级预防试验和有关吉非贝齐（gemfi-brozil，诺衡）的赫尔辛基心脏研究，均未见因血 TC 的降低致癌症总死亡率上升。Epstein 分析了 50 项研究，虽然发现一半的研究结果提示癌症死亡与低胆固醇血症有关，但值得注意的是，入选后 1 年内死亡者的血 TC 水平最低，随着观察期的延长，两者的相关性明显减弱。

血 TC 浓度降低的肺癌患者，其发病多与吸烟有关，后者可能是一种重要的混杂因素。某些恶性肿瘤本身可致血 TC 降低，控制病情后血 TC 浓度可上升，因此血 TC 水平降低与癌症患者的死亡或病情恶化亦无因果关系。在分析癌症与低胆固醇浓度关系时，必须排除观察对象早期癌症致血胆固醇改变的影响。另一大类曾被怀疑为降脂治疗相关的非心血管死亡原因为暴力事件、意外事故、创伤、自杀等。目前认为这些死亡原因与胆固醇水平无明确相关性。

自从 1994 年 4S 结果发表以后，相继有许多大规模的临床试验均证实，长期使用他汀类或新贝特类降脂药物不会使非心血管病（包括癌症、自杀、车祸等）的死亡率增加。至于胆固醇降至何种程度属安全范畴，目前的观点尚不一致。已发表的大规模临床试验结果表明，血浆 TC 下降不低于 3.0mmol/L 应是安全的。

## 160 降低幅度与心血管病危险有什么关系？

资料显示，人们在 100 多年前，血浆胆固醇水平较低，冠心病发病率也很低。而后来随着人类生活方式的巨大变化，主要体现为饮食水平的改善，高胆固醇食物和高饱和脂肪酸摄入增加，血清胆固醇水平增高，冠心病发病率也明显增加。目前在生活方式较原始的人群中，其血浆胆固醇水平可能相当低，如国外资料显示，土居猎人和新生儿等 LDL-C 水平在 1.30 ~ 1.81mmol/L，其动脉粥样硬化疾病发生率也很低，从而推测这也是人类最理想胆固醇水平。

综合他汀类药物降低胆固醇的 164 个短期随机安慰剂对照试验，58 个关于降脂与缺血性心脏病（IHD）事件的随机研究，以及 58 个关于脑卒中的类似试验，结果如下。164 个短期试验中，试验前患者血浆 LDL-C 浓度均为 4.8mmol/L，服用瑞苏伐他汀 80mg/d 和阿托伐他汀 80mg/d，分别将 LDL-C 降低 2.8mmol/L（60%）和 2.6mmol/L（55%），服用阿托伐他汀 10mg/d、洛伐他汀 40~80mg/d、辛伐他汀 40mg/d 和瑞苏伐他汀 5mg/d 可获得相同的降脂效果，即将 LDL-C 降低 1.8mmol/L（40%），而普伐他汀和氟伐他汀降脂幅度较小。

其次，在此 58 个研究降脂与缺血性心脏病（IHD）事件的随机试验中，治疗 1 年后，LDL-C 降低 1.0mmol/L，IHD 事件发生风险减少 11%，第二年末减少 24%，第 3~5 年减少可达 33%，此后减少 36%。在治疗两年后继续治疗发现，LDL-C 水平每降低 0.5mmol/L、1.0mmol/L 和 1.6mmol/L，IHD 事件分别减少 20%、31% 和 51%。如果继续治疗 LDL-C 将降低 1.8mmol/L，估测 IHD 事件减少 61%。

最后，来自 58 个关于脑卒中的类似试验研究结果也表明，血浆胆固醇水平分别降低 1mmol/L 和 1.8mmol/L，则脑卒中事件分别减少 10% 和 17%。试验的不足之处为试验入选对象有一定偏向性，即均有心血管疾病，较一般人发生脑梗死的危险性高，故降脂效果较明显。综上所述，他汀类药物平均降低 LDL-C 1.8mmol/L，减少 IHD 事件发生风险约 60%，脑卒中事件减少 17%。

ATPⅢ建议冠心病患者降脂治疗应首先达到 LDL-C 目标值，而不追求 LDL-C 降低幅度。然而最近的临床试验表明，LDL-C 水平每降低 1%，其主要 CHD 事件的相对危险就会降低 1%，如 HPS 研究结果显示，这种关系即使在 LDL-C ＜2.6mmol/L 时也存在。目前临床上采用的他汀类药物的剂量可使 LDL-C 水平降低 30% ~ 40%，能达到这种降低程度的他汀类药物剂量称为"标准剂量"。下表已经列出了目前使用的他汀类药物的标准剂量。

降低 30% ~ 40% LDL-C 所需他汀类药物的剂量（标准剂量）

| 药　物 | 剂量（mg/d） | LDL 降低（%） |
| --- | --- | --- |
| 阿托伐他汀 | 10△ | 39 |
| 洛伐他汀 | 40△ | 31 |
| 普伐他汀 | 40△ | 34 |
| 辛伐他汀 | 20 ~ 40△ | 35 ~ 41 |
| 氟伐他汀 | 40 ~ 80 | 25 ~ 35 |
| 瑞苏伐他汀 | 5 ~ 10▲ | 39 ~ 45 |

△ 所有现用的药物最大剂量为 80mg，每种药物在标准剂量的基础上加倍，约可使 LDL-C 水平减低 6%

▲ 瑞苏伐他汀的最大剂量为 40mg，据 FDA 报告，瑞苏伐他汀 5mg 的疗效相当于 10mg 的疗效减 6%

此外，降低 LDL-C 30% ~ 40% 的目标还可以通过联合应用较小剂量的他汀类药物与其他药物（如胆汁酸、烟酸、依折麦布、植物性固醇）实现。

## 161　基线 LDL-C 水平 < 2.6mmol/L 还需要降脂吗？

国内外资料显示：伴随胆固醇水平升高，人群冠心病的病死率增加，并且呈现连续性强相关性，而并不存在血脂上限和底线。降低冠心病的胆固醇水平治疗可显著减少其心血管事件的发生，但目前并没有观察到降脂的阈值。

对于血清 LDL-C 水平 < 2.6mmol/L 的高危患者，ATPⅢ不建议行降 LDL 治疗。但 HPS 研究对此提出异议，其结果证实，如果

将 LDL-C 从 2.6mmol/L 再降低 30%，CHD 的相对危险就会再降低 20%～30%。PROVE IT 试验也证实，对于急性冠脉综合征患者，将 LDL-C 降至 1.61mmol/L 仍可见到获益。因此，目前有学者提出，对于极高危患者，将 LDL-C＜1.81mmol/L 作为可选择目标。现在人们已认识到不仅要强调达标治疗，同时还要使降脂幅度达 30%～40% 才能明显降低心血管事件的发生。那么能否推荐对于 LDL-C＜2.6mmol/L 的高危患者进行降低 LDL-C 治疗？目前认为对于那些有很高风险发生 ASCVD 事件的患者，进一步调脂治疗是其合理选择。但在没有进一步证据之前，还不能向所有患者推荐，因此，必须对患者进行危险分层，有选择性地进行降脂治疗。

## 162 对于正在接受治疗的患者，其血浆 LDL-C 水平＜2.6mmol/L 是否还需要强化治疗？

对于正在接受治疗的患者，其血浆 LDL-C 水平＜2.6mmol/L，ATPⅢ不推荐进行降 LDL-C 治疗。而 HPS 研究和 PROVE IT 研究均支持进一步降低 LDL 治疗可减少 CHD 危险性的观点，但还需要更多证据。目前认为对那些采用标准剂量他汀类药物治疗使血浆 LDL-C 水平已降至 2.6mmol/L 以下的极高危患者，还可以考虑强化降低 LDL-C 治疗，使其达到 LDL-C＜1.81mmol/L 目标。但目前在临床工作中经常可以见到，很多患者可能已经使用大剂量他汀类药物或联合其他药物治疗，其血浆 LDL-C 水平才达到＜2.6mmol/L 的目标，因而要达到一个更低的 LDL 目标值并不实际，因此，必须根据具体情况具体对待。

## 163 冠脉综合征患者怎样进行降脂治疗?

急性冠脉综合征患者是心血管事件的极高危人群,目前已进行了几项有关这部分人群的降脂研究。强化降脂治疗减少心肌缺血试验(MIRACL)表明,采用阿托伐他汀强化降低 LDL 治疗可减少急性冠脉综合征患者前 16 周心肌缺血发生;PROVE IT 证实,急性冠脉综合征患者强化降低 LDL-C 至 1.61mmol/L 的前两年可获益。目前认为,对于急性冠脉综合征患者主张早期使用他汀类药物降脂及长期强化降脂治疗,并可将其 LDL-C 水平降至 1.81mmol/L 以下,选择药物及其剂量应该以入院后 24h 内所测得的 LDL-C 值为指导,调整治疗也应在随访中进行。如果入院时基线 LDL 相对较低,甚至 LDL-C 水平 < 1.81mmol/L,采用标准剂量的他汀类药物即可;如果 LDL-C 基线水平较高,则需要大剂量他汀类药物或标准剂量他汀类药物联合依折麦布、胆汁酸或烟酸治疗。在治疗选择上,应结合治疗方案的安全性和治疗结果的有效性考虑。

## 164 中度高危患者降脂治疗有何进展?

根据 ATP Ⅲ 观点,中度高危患者指包括有两个以上危险因素和 10 年危险为 10% ~ 20% 的人群。对于这些患者,可根据如下情况给予相应处理。①如果经过改善生活方式,患者血浆 LDL-C 水平仍≥3.36mmol/L,则需要启动降低 LDL 药物治疗,治疗的 LDL-C 目标值应 <3.36mmol/L。②对于血浆 LDL-C < 3.36mmol/L 的中度高危患者,应坚持改善生活方式,ATP Ⅲ 不建议使用药物治疗。但 ASCOT 研究对此却提出了异议,ASCOT 试验大部分研究对象血浆 LDL-C < 3.37mmol/L,并且至少合并 3 个危险因素,

按照 ATPⅢ标准属于中度高危，这些患者在接受标准剂量他汀类药物治疗后，其心血管疾病（CVD）的危险性显著降低。ASCOT试验支持对那些 10 年危险在 10% ~ 20%，LDL-C 在 2.6 ~ 3.34mmol/L 或在基线水平，或经生活方式改变的患者应采用降 LDL 药物的观点，其降 LDL-C 药物的可能剂量应足以使 LDL-C 水平降低 30% ~ 40%。

# 第十一章

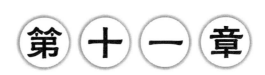

# 其他方面

　　个体化调脂是指按照患者的具体疾病及其他危险因素的多少，结合血脂水平，综合评估心血管病的发生风险，进行危险程度分类后，指导临床开展血脂异常干预。

　　对于老年人考虑进行降脂治疗应着重全面分析冠心病的整体危险因素，参考血浆胆固醇水平而建议采用饮食或药物降脂治疗。

　　儿童时期是生长发育和各种习惯形成的时期，从小培养良好的生活习惯和健康的生活方式，将受益终生。

　　降脂治疗越早越好。

　　《2016年中国成人血脂异常防治指南》根据近年来大规模药物临床试验结果和国内外临床实际情况，对于《2007年中国成人血脂异常防治指南》修改并重新制定，突出了我国特色。

　　东方人群的调脂试验结果提示对于轻中度胆固醇升高的东方人群，常规剂量他汀类药物调脂治疗就能安全有效地降低冠心病风险。

## 165　个体化调脂的基本概念是什么?

个体化调脂的基本概念:建议按照有无冠心病及其等危症、有无高血压及其他心血管危险因素,结合血脂水平综合评估心血管病的发生风险,将人群进行危险程度分类,用于指导临床开展血脂异常干预。将高危患者的低密度脂蛋白胆固醇(LDL-C)目标定为<2.6mmol/L,极高危时可将目标定为<2.08mmol/L,极高危仅包括急性冠脉综合征患者或心血管疾病合并糖尿病患者。

## 166　女性血脂异常的特点是什么?

女性 TC 的增高也可作为冠心病的危险因素,但其影响远不如男性,即在相同的 TC 水平时,排除其他危险因素影响后,女性发生冠心病的危险性远小于男性。Framingham 研究提示,校正年龄因素后,女性血 TC >7.6mmol/L 时,其急性心肌梗死发生率为 TC <5.3mmol/L 的男性患者的60%,提示女性对冠心病危险因素如血 TC 水平升高耐受较好。

Framingham 等研究认为,TG 升高对于女性来说很可能是冠心病的危险因素,尤其是当女性的高密度脂蛋白胆固醇(HDL-C)水平低于1.04mmol/L 时,血 TC 升高的危害更为明显。血 TG 水平增高的女性,如其血 TC/HDL-C 的比值 >4.5 时,发生冠心病的可能性更大。反之,如 TC/HDL-C 的比值≤3.5 时,则冠心病发生的可能性甚小。实际上,在 TG 升高的患者中,仅10%的患者 TC/HDL-C 比值≤3.5。因此,TG 升高的女性90%有发生冠心病的危险。TG 升高尚可促进血液凝固与血小板聚集,加速动脉粥样硬化的形成。口服避孕药可促进女性 TG 水平升高,可能与体内极低密度脂蛋白(VLDL)、TG 的产生增加以及肝脂酶活性降低有关。

临床试验结果表明，女性接受降胆固醇治疗所获益处与男性基本相当甚至超过男性。4S 研究结果显示，辛伐他汀治疗后女性的主要冠心病事件减少 34%，与男性相似；男性、女性对冠状动脉血运重建术的需求分别降低了 41% 和 49%。由于女性的死亡人数极少，以至于无法对各种原因所致的总死亡率进行有意义的分析。CARE 研究中，普伐他汀长期治疗可使胆固醇水平不高的女性心肌梗死患者心血管事件减少，其中冠心病死亡或非致命性心肌梗死、冠心病合并事件、经皮冠状动脉介入治疗（PCI）、冠状动脉旁路移植术（CABG）并发症，以及脑卒中的发生危险分别减少了 43%、46%、48%、40% 和 56%；女性的各类事件发生率降低趋势比男性明显（上述事件在男性分别为 21%、20%、18%、24% 和 25%）。LIPID 研究对象的胆固醇基础值变化范围大，经普伐他汀治疗的疗效无显著性别差异。有关冠心病一级预防的临床研究如 AFCPAS/TexCAPS 结果表明，经洛伐他汀治疗后，健康的绝经后女性发生首次主要冠心病事件的危险性降低了46%，而男性降低了 37%。上述大型临床试验结果的亚组分析充分证明，拟行降脂治疗时不考虑性别差异。

部分女性接受口服避孕药治疗，可升高 LDL-C 和降低 HDL-C 水平，也是引起血脂异常的一种特殊原因。即使较小剂量（50μg）炔孕酮也可使心血管危险增加 4.7 倍。

绝经后由于雌激素缺乏可引起血 TG 水平升高，HDL-C 降低；同时可伴心血管病危险性增高；因此有人建议对于绝经后女性，可考虑采用雌激素替代治疗。所用雌激素包括天然的与人工合成的各种雌激素，其次为配合雌激素应用的黄体酮，这两种性激素结合应用于女性绝经后心血管病的防治正日益引起重视。

尽管女性激素替代治疗曾引起广泛的重视，目前对其确切的疗效与利弊的权衡，仍有较大争议。如 Framinghan 研究曾报告一组 1279 例绝经后女性短期口服雌激素后，心血管病的危险反而增加，在吸烟者尤为突出，其脑卒中发生率上升 2 倍。长期服用雌激素还可能促发子宫内膜癌与乳腺癌。护士健康研究是一项为期10 年的观察性研究，将受试者分成雌激素治疗组和安慰剂组两组，结果观察到使用雌激素者冠心病的危险性降低了 44%，心血管死亡的危险性降低 39%，两组脑卒中发病危险性差异无统计学意义。心脏和雌激素替代研究（HERS）将 2763 例绝经后冠心病女性分成妊马雌酮（结合型雌激素）加醋酸甲羟孕酮（安宫黄体酮）治疗组和安慰剂对照组。经过 4 年随访获得初步结果：雌激素治疗组 LDL-C 下降 11%，HDL-C 升高 10%；治疗组第 1 年非致命性心肌梗死或冠心病死亡的相对危险性高于对照组，增加52%；而第 4~5 年时的相对危险性下降明显，降低了 33%。治疗组血栓性疾病和胆囊疾病的危险性显著上升。目前一般不主张雌激素替代治疗用于防治冠心病。美国食品药品监督管理局（FDA）尚未批准用内源性雌激素替代治疗来降低血脂或预防冠心病。

## 167 血脂水平与冠心病关系怎样？

老年人与中青年一样，TC、LDL-C 水平反映心血管疾病的危险程度。多个大型临床研究的亚组分析显示，相比于非老年人，老年人血脂异常发病率更高，危害更大。2008 年，西班牙的一项前瞻性研究 PREV-ICTUS，入选 6010 例老年人（平均 71.7 岁），依血脂成分和水平分为 8 组，评价老年人血脂异常与心血管危险的关系。结果显示，老年人高 LDL-C、低 HDL-C、高 TG 血症及复合型血脂异常（2~3 种血脂异常）的发生率分别为 78.1%、23.3%、35.7% 和 40.3%。同血脂正常组相比，低 HDL-C 组、高LDL-C 组、高 LDL-C + 低 HDL-C 组、高 LDL-C + 高 TG 血症组及血脂 3 项异常组的心血管危险比值比（OR）分别为 2.07、4.09、

6.41、5.33 和 7.59。与单纯高 LDL-C 组相比，高 LDL-C + HDL-C 组、高 LDL-C + 高 TG 组、高 LDL-C + 高 TG + 低 HDL-C 组心血管疾病危险的 OR 分别为 1.57、1.30 和 1.86（注：OR 值越高，患心血管病风险越大）。由此可见，老年人高 LDL-C 血症发病率极高，高 LDL-C 时心血管危险升高 4 倍，低 HDL-C 血症时心血管危险升高 1 倍，单纯高 TG 血症并未显著增加危险。若高 LDL-C + 低 HDL-C 或高 LDL-C + 高 TG 血症时，心血管危险显著高于单纯高 LDL-C 血症时，当 3 项血脂指标均异常时，心血管危险达到最大。

老年收缩期高血压试验（SHEP 研究）的研究对象平均 72 岁，随访 4.5 年，基础 TC 水平、非 HDL-C、LDL-C、TC/HDL-C、非 HDL-C/HDL-C 及 LDL-C/HDL-C 升高，心血管危险增加 30% ~35%。

一项 4066 例老年人血脂与心血管预后的研究显示，TC 最低（4.16mmol/L）组冠心病死亡率最高，TC 升高组的冠心病死亡率最低，但当调控总体健康状况的参数（血清铁、血浆白蛋白）后，TC 升高仍然是心血管死亡的强预测因子。另外，低 TC 组贫血、低 HDL-C 的发病率高，必然对预后有影响。目前，可以用逆流行病学现象来解释 TC 与心血管死亡间关系的矛盾现象，低 TC 血症与心血管不良预后间是一种并行关系，而非因果关系。老年人的各种慢性、消耗性疾病进程中，如终末期肾脏病、肝脏疾病、恶性肿瘤，或长期卧床、严重营养不良时，常常合并低 TC、低钠、低蛋白血症、贫血等，全身情况恶化并伴多脏器功能损害、衰竭，预示死亡危险增加，此时的低 TC 作为反映全身状况恶化的一项指标，与生存时间呈正相关。另一项研究也证实，65 ~95 岁老年人病死率随 TC 降低而增加，但低 TC 并非不良预后的始动因子或病因，而是一种结果或并行现象。冠心病是充血性心力衰竭最常见的病因，随着心力衰竭病程进展，多数患者出现不同程度的低 TC 血症，而调控营养不良的其他指标，如血浆白蛋白、血红蛋白、血清铁蛋白、血钠后，无论老年还是非老年人，TC 和 LDL-C 仍然与心血管危险呈显著正相关。

与中青年人一样，HDL-C 对老年人也具有保护作用。2152 例老年人（平均 80 岁）中，HDL-C 每降低 0.26mmol/L，新发冠心病危险增加 70% ~ 95%。PROSPER 研究中，基础 HDL-C 与一级终点呈负相关，他汀类药物治疗收益主要来自基础 HDL-C 水平低的患者（< 1.1mmol/L）。AMORIS 研究入选 175 553 例患者，载脂蛋白 B（ApoB）和 ApoB/ApoAI 升高的个体，急性致命性心肌梗死危险显著增加。而 HDL-C 和富含 HDL-C 的 ApoAI，即使对于年龄大于 70 岁的老年人，仍具有心血管保护作用。

无论老年人还是非老年人，只有当 TG > 5.0mmol/L 时，心血管及其他危险因素才显现出来，一方面增加胰腺炎危险，另一方面，若合并 LDL-C 升高，则心血管事件和死亡的危险增加数倍。此时，即使他汀类药物使 LDL-C 达标，但心血管残余风险仍居高不下，完全或部分抵消了他汀类药物的收益。一些前瞻性研究报道，无论老年人还是中青年人，高 TG 与冠心病危险间存在着中等强度的相关性。一项 708 例平均年龄为 82 岁的老年冠心病患者的前瞻性研究，平均随访 3.4 年，多因素分析显示，年龄、吸烟、糖尿病、TC、HDL-C、TG 与血管事件相关。

## 168 老年人血脂异常的特点是什么？

由于老年人体内 LDL 受体活性下调，机体分解代谢 LDL 的能力减退，故老年人高脂血症较为常见。流行病学调查资料表明，人群中的血浆胆固醇水平随年龄增高而升高，男性在 65 岁时达高峰，而女性则在 70 岁时达高峰。此后，由于机体对胆固醇的吸收减少或肝脏合成胆固醇的能力降低，血浆胆固醇水平不再上升或有所降低。

部分流行病学调查观察到，在老年人群中血清 TC 水平预测新发生冠心病的能力降低。70 岁以上老年人血脂异常与心血管病间的关联程度减弱，80 岁后甚至反转，据此推测老年人 TC 水平与死亡率之间可能存在 U 型曲线关系。而在 50 岁以下的男性中，血胆固醇水平与冠心病的危险性增加成正比。有人认为，产生上述差异的原因是由于高胆固醇血症者常伴有早发性冠心病而被排除在研究对象之外，分析方法发生了偏差，可使老年人群血浆胆固醇预测冠心病的可靠性下降。Honolulu 心脏研究结果显示，血浆胆固醇水平升高是男性冠心病的一个独立危险因素，其对老年人冠心病的作用与中年男性相比并无差异。即使在高龄老人（75 岁以上），血浆胆固醇水平与心血管疾病的危险性亦有直接关系。

4S 研究结果表明，对老年冠心病患者的高胆固醇血症进行治疗可很大程度上降低其冠心病死亡率和总死亡率。对老年人群进行降脂治疗所获得的临床收益基本上与在中、青年人群中进行降脂治疗所获收益相当。其他四项大规模临床试验（WOSCOPS、AFCAPS、CARE、LIPID）亦证实，对老年人进行降脂治疗，与中青年人有类似获益。这些研究结果一致表明，老年人对他汀类药物不良反应发生率低。还有人认为，由于老年人群高脂血症的患病率明显高于中、青年人群，并且这些高脂血症并发冠心病的患者绝对数量也较中、青年人多，根据现有资料推论，从降脂治疗中获益的老年人绝对数量也将高于中、青年人。

对于老年人考虑进行降脂治疗应着重全面分析冠心病的整体危险因素，参考血浆胆固醇水平而建议采用饮食或药物降脂治疗。对于已患有冠心病或其他动脉粥样硬化性疾病的老年人，应坚持降脂治疗。对于仅有冠心病危险因素的健康老人也可考虑进行降脂治疗，这将有可能延长寿命，并可改善生活质量。对 75 岁以上老年人，如果无明显冠心病或其他动脉粥样硬化性疾病，血浆胆固醇水平并无明显升高或仅有 TG 轻度升高，是否进行降脂治疗是一个极具争议的问题，但若患者已开始了降脂治疗就应该继续。在老年人降脂治疗时，临床医生需要考虑老年人的各器官功能、智力、饮食习惯、营养状态、药物费用及可能的药物相互作用、其他心血管药物的选择以及肾功能的监测。老年患者降脂时的脂质治疗目标值与普通成人相同。老年人对药物的副作用可能十分敏感。由于老年患者通常体格偏小、心输出量低、肝肾功能减退以及可能存在多药合用等情况，故在选择降脂药物时应特别注意。一般说来，老年人耐受较好的降脂药物是他汀类和贝特类。

## 169 如何看待青少年血脂异常？

儿童时期是生长发育和各种习惯形成的时期，从小培养良好的生活习惯和健康的生活方式将受益终生，故应重视小儿血脂异常的生活方式改善，其中，饮食治疗是主要干预措施之一。对于 2 岁以上儿童，推荐低脂、平衡饮食，适当体力活动。当然，对于有些患儿则需要更积极的、强化低脂或减重治疗。对于 10 岁以上青少年，饮食治疗 6 个月到 1 年后，若血脂仍未降至合适水平，如血浆 LDL-C≥4.94mmol/L；或 LDL-C≥4.16mmol/L，伴①明确的早发性冠心病家族史；②同时存在两个或更多的冠心病危险因素，并且难以控制这些危险因素时，可考虑药物治疗。

在 NCEP 儿科指南中，饮食治疗 LDL-C 目标为 <3.4mmol/L，如有可能，应进一步降低至 <2.8mmol/L。因为 1/2～3/4 的肥胖患儿成年后仍肥胖，故应强调控制体重以避免超重。由于久坐或吸烟对身体不利，故美国儿科学会推荐将年轻人看电视的时间限制在每天 2 小时内，并在青少年时期开展禁烟教育。

（1）饮食治疗：目前推荐对已有明确高胆固醇血症的青少年进行饮食治疗，以预防以后发生动脉粥样硬化。已知采取低脂肪、低饱和脂肪酸和低胆固醇饮食可使大部分成年人的血浆胆固醇和 LDL-C 水平降低，也有研究证实这种饮食对于高胆固醇血症的儿童和青少年亦有较好的效果。但是，长期采用这种饮食治疗是否对青少年的生长发育产生影响，尚无定论。曾有人认为，饮食治疗可能会造成青少年生长发育所需的重要营养要素缺乏，例如引起铁摄入量不足。此外，也可能对青少年的心理发育造成影响。最近，美国国立心、肺、血液研究所组织实施了"儿童饮食干预研究"（DISC），对 8 ~ 10 岁的儿童进行为期 3 年的饮食干预研究，观察到饮食治疗可获得良好的效果，且对儿童的生长发育无不良影响。

（2）药物治疗：在开始对青少年进行药物性降脂治疗时，需要注意以下几点。①由于从青少年开始进行药物降脂治疗并达到预期的防治冠心病效果需要长期坚持用药，故应着重考虑医疗费用，并特别注意观察药物的副作用。②在少数情况下，如血浆胆固醇浓度相当高，开始药物治疗的年龄可提前。③在进行药物治疗时，饮食治疗应继续，使药物降脂效果稳定、持久。④应用药物治疗的青少年应定期进行血脂测定，在开始用药后第 6 周进行首次血脂复查，以判断药物的疗效和用药剂量，若血脂水平已降至理想水平，则维持原有剂量继续用药；3 个月后再次复查血脂，进一步核实药物的疗效，疗效肯定则坚持服药，以后每 6 个月至 1 年复查 1 次。

目前推荐对青少年高胆固醇血症首选胆酸螯合剂（消胆胺、降胆宁），一般主张从小剂量开始，逐渐增加药物剂量，以达到理想的降低血浆胆固醇的效果。他汀类是目前在成年人中应用最为广泛的一类降脂药物。这类降脂药物具有疗效肯定、副作用少、安全性高等特点。然而这类药物在儿童、青少年人群中长期应用的报道尚不多见，所以有关在儿童、青少年人群中用这类药物的经验尚需逐步积累。

**170　青少年怎样进行调脂治疗？**

由于动脉粥样硬化早期病变一般从 10 岁即开始发生，故对 10 岁以上的患儿，在经过积极生活方式干预后，其血 LDL-C > 4.9mmol/L，尤其是合并多种危险因素时，应考虑药物治疗。此外，对于一些严重血脂紊乱患儿，无论其年龄大小，都应予以药物干预。一般推荐一线调脂药物树脂类。优先选择小剂量，该类药物有效可靠，安全性好，但其不良反应可能会降低患者的依从性。此外，还可以应用烟酸，尤其是严重高胆固醇血症时，联合采用树脂类和烟酸是有效的。

当患儿服用树脂类或烟酸无效，或 LDL-C 极高时，若同时存在早发心血管疾病家族史，可选用他汀类药物。但有人主张 16 岁以下不用他汀类药物，主要是担心其对生长发育或其他方面有影响。但美国已批准采用阿托伐他汀治疗青少年男孩和已有月经的女孩。服用过程中，应注意剂量个体化和不良反应监测，以及药物对生长发育的影响。

对于血浆 TG 升高的患儿，推荐调整饮食和其他生活方式，当 TG 极高时，可采用药物治疗。

**171　调脂治疗越早越好吗？**

大型临床试验如 4S、CARE 及 LIPID 都是在心肌梗死（MI）或不稳定型心绞痛（UA）3~6 个月后开始用调脂药物他汀类的，MI 及 UA 患者，80% 以上都源于冠脉内粥样斑块不稳定，而已证明他汀类药物不仅可降低血脂而且具有稳定斑块、迅速改善血管内皮功能等所谓的非调脂作用。MIRACI 研究报道，以阿托伐他汀强化调脂降低心肌缺血试验入选 3083 例不稳定型心绞痛及非 Q 波心肌梗死，在入院 24～69 小时内开始服药，连服 16 周使 LDL-C 降至 2.24mmol/L，阿托伐他汀组较安慰剂组死亡率、非致死性 MI 发生率降低，心脏停搏或心绞痛恶化联合终点危险降低 16%。因此，目前主张急性冠脉综合征患者越早应用调脂药物越好。

## 172 降脂治疗对肾病有益吗？

多数肾脏疾病患者常伴随明显的脂质代谢紊乱。由于高脂血症本身能引起或加重肾脏损害，故近年来有关脂质对肾脏疾病进展的影响日益受到临床重视。很多肾脏疾病可伴发血脂代谢紊乱，甚至有人将存在脂质异常的肾脏疾患命名为脂质性肾炎，以强调脂质异常与肾脏疾病发病之间的特殊联系。

肾病综合征的高脂血症发生率约为 70%，偶见严重的肾病综合征不伴高脂血症，如系统性红斑狼疮和淀粉样变。高脂血症是肾病综合征临床四大特征之一，其程度常与蛋白尿程度及血中白蛋白浓度降低相关，此外还与患者年龄、膳食、肾功能状态、皮质激素应用等多种因素有关。

肾病综合征患者血浆 TG、TC、VLDL-C 和 LDL-C 水平均可升高；而 HDL-C 可以升高、正常或下降。肾病综合征的脂质代谢紊乱表现为 II 型或 IIb 型高脂蛋白血症，也可表现为 IV 或 V 型高脂蛋白血症。肾病综合征患者的血浆脂蛋白谱异常在疾病缓解期可持续存在或恢复正常，易复发的病例有更高的血 TC 浓度。肾脏组织学变化对于肾病综合征患者的血浆脂蛋白谱异常无显著影响。

对合并高脂血症的肾病患者进行降脂治疗是有益的。临床研究发现，他汀类药物不仅对肾病性高脂血症有良好的降脂效果，而且还能明显地降低肾病综合征患者的蛋白尿，有利于肾病恢复。

### 173 肾移植患者可使用他汀类药物治疗吗?

研究显示,导致肾移植失败最重要的危险因素之一是移植后发生的急性肾脏排异反应。肾移植术后,常常发生高脂血症,这与应用免疫抑制剂有关,成为术后并发心血管病的一个因素。心血管疾病也是接受肾脏移植患者重要的死亡原因,他汀类药物具有降脂、减少心血管事件和免疫抑制效果,故可用于肾移植患者。有研究分析 1574 例成年肾移植患者的他汀类药物使用与生存情况,发现接受他汀类药物治疗的患者生存情况优于未接受治疗者,其改善生存率达 24%。而另一项关于肾移植患者使用氟伐他汀治疗 3 个月的研究,与安慰剂组比较,在急性排异反应发生率、排异严重程度和类固醇抗排斥反应方面无明显差异。患者血脂谱显著改善,未见发生肌炎或横纹肌溶解者。尽管体外研究为他汀类药物作为免疫抑制剂应用提供了理论基础,但目前未能得到较多的临床安慰剂对照研究的证实,其免疫抑制作用需要大规模前瞻性多中心研究来验证。

### 174 降脂药物对脂肪肝治疗有效吗?

所谓脂肪肝是指中性脂肪(主要为甘油三酯)在肝内过多蓄积。脂类在肝内蓄积超过肝重的 5% 或组织学上 50% 以上的肝实质被脂肪化时,均可称为脂肪肝。轻度脂肪肝肝内含脂量占肝重的 5%～10%,中度为 10%～25%,重度则 >25%。

脂肪肝可由许多因素引起,包括单纯性肥胖、营养不良、糖尿病、酒精中毒、高脂血症等。此外,内分泌障碍、接触有毒化学物质、激素类药物、妊娠、小肠分流术后、长期胃肠外营养、化疗后及放射性肝炎等也可引起脂肪肝。

目前临床上脂肪肝的诊断率很高，原因是诊断不够严谨，绝大多数单靠肝脏 B 超结果便做出诊断。弥漫性脂肪肝进行 B 超检查时，可发现肝脏轻度或中度增大，肝内管道分布走向不清晰。局限性脂肪肝常在半肝深部或尾叶内呈现较低回声。但这些改变并无明显的特异性，更难做出定量诊断。脂肪肝的唯一确诊方法是肝组织活检。在超声引导下行肝穿刺活检，安全可靠，操作简单。

从理论上讲，降脂药物治疗脂肪肝是有效的。但由于目前尚无准确可靠的方法来判断脂肪肝改善的程度，故临床上难以明确降脂药物对脂肪肝的疗效。同时，脂肪肝是由多种因素所致，单一的降脂药物不可能对所有的脂肪肝患者均有效。所以，对于同时合并有血脂升高的脂肪肝患者，可考虑进行药物降脂治疗。

## 175  他汀类降脂药物能预防骨折吗？

最近有研究表明，他汀类药物能有效防治骨质疏松。Chan 等在美国 6 个健康中心进行了一项回顾性的病例对照研究，发现与未接受降脂治疗或采用非他汀类降脂治疗者相比，在近两年内服用了 1 年以上他汀类药物的老年女性，发生骨折的危险性减少约 50%。

Meier 等分析了英国的全科医生研究资料（被研究者为 50 岁以上男性和女性），也观察到正在服用他汀类药物者各类骨折发生的风险降低约 50%。服用他汀类药物后 1~4 个月，骨折危险性降低最为明显。在骨折发生前 1~3 个月服用过他汀类药物者，骨折发生的危险性降低 30%；而离骨折发生至少间距 3 个月服用过他汀类药物者，骨折发生的危险性则无明显降低。而服用贝特类降脂药或其他降脂药者不伴骨折危险性降低。

Wang 等调查了美国新泽西的数个大资料库，观察到在 6 个月前服用他汀类药物者，髋骨骨折发生的危险性降低 50%。对于服用他汀类药物已有 2～3 年的患者，骨折发生危险性降低的程度与服用他汀类药物的时间呈正比。服用非他汀类降脂药者未见骨折危险性降低。

上述 3 项研究均发现服他汀类药物者骨折发生的危险性减少 50%。同时，也发现骨折的危险性减少与正在服用的药物相关联，提示服药相对短时间内即可获益。所有研究均发现，非他汀类降脂药物治疗并不伴骨折危险性降低。这些研究所涉及的地域范围广，受试者的样本量也较大（900～4000 例），每一病例都有 4～6 例对照者。他们排除或校正了可能影响骨折发生的混杂因素：服用了雌激素、接受了骨质疏松的其他治疗、并存疾病、患者的特征如年龄、人口特征等。

在另一个病例对照研究中，Edwards 等观察到 41 例服用了他汀类药物的绝经后女性与同一人群中配对女性相比，骨密度明显增高。Mundy 等人观察到，他汀类药物能增加新骨的合成。给已切除卵巢的鼠口服他汀类药物，也能促进新骨合成。他汀类药物能刺激骨形态形成蛋白 - 2（BMP - 2）在骨细胞中的表达。Sugiyama 等随后也发现，辛伐他汀能激活 BMP - 2 启动子，而甲羟戊酸（在胆固醇合成过程中 HMG-CoA 还原酶催化的近端产物）则抑制他汀类药物的激活作用。这些研究提示，甲羟戊酸抑制 BMP - 2 启动子，他汀类药物通过降低细胞内甲羟戊酸而刺激骨生成。然而这种假设尚需进一步研究的支持，并需证实在人体也存在这种作用。

## 176　低脂肪饮食能否减少乳腺癌复发？

加州大学圣地亚哥癌症中心的 Pierce 博士等人发现，早期乳腺癌治疗后的生存率中，采用高果蔬、高纤维、低脂肪饮食的人在平均7.3 年的随访期内，乳腺癌的复发率以及全因死亡率都没有降低。

在此之前，高果蔬、高纤维、低脂肪饮食对乳腺癌治疗的复发及生存率的影响不明确，尚缺少试验证据。研究人员为此以3088 例 18～70 岁，确诊为早期乳腺癌、并接受过治疗的女性的饮食习惯改变为研究因素，进行了多中心随机对照临床试验。受试者被随机分为干预组和对照组。干预组（$n = 1537$）接受电话咨询，并接受烹饪课程及内部读物，用以促进受试者实现以下的饮食目标：每天 5 份蔬菜、16 盎司蔬菜汁；3 份水果；30g 纤维；15%～20% 来自脂肪的能量。对照组仍按原来饮食习惯饮食。刚开始时，两组的饮食习惯相当，随后的 4 年随访显示，干预组与对照组相比，食物摄入有明显差异：蔬菜多 30%，水果多 25%，纤维多 30%，脂肪摄入少 13%。蔬菜摄入使血浆类胡萝卜素含量有明显改变。在平均 7.3 年的随访中，干预组有 256 例女性（16.7%）、对照组有 262 例女性（16.9%）患乳腺癌（校正风险为0.96；$P = 0.63$）；另外，干预组有 155 例女性（10.1%）、对照组有 160 例女性（10.3%）死亡（校正风险为 0.91；$P = 0.43$）。

研究开始时的人口统计学、肿瘤特征、饮食习惯和乳腺癌治疗方面等基线资料对饮食干预组都没有影响。

## 177　如何走出血脂防治误区？

血脂异常的知晓率、服药率和达标率都很低，这与血脂异常无相关症状有关，其中少数医生对于血脂防治的认识存在误区，更与人们对血脂异常的危害缺乏认识以及健康知识缺乏有关，主要误区如下。

（1）降血脂就是降胆固醇：传统的观念认为高脂血症仅是指TC 、TG 和LDL-C 升高，而忽视了HDL-C 低。故现在称为血脂异常，其药物治疗也叫调脂治疗，不叫降脂治疗。但目前人们的这种观念还没有改变过来，其实，TC 降低10%，冠心病死亡危险减少15%、总死亡危险减少11%；LDL-C 与动脉粥样硬化和冠心病事件也明显相关，前者降低10%，则冠心病危险减少20%，而HDL-C 低同样是冠心病和脑卒中的重要危险因素，其对冠心病的作用强度超过糖尿病，对缺血性脑卒中与糖尿病的作用相当。所以调脂治疗不仅要降低 TC、TG 和 LDL-C，还要升高 HDL-C。

（2）血脂化验正常或没有症状就无须治疗：血脂化验结果正常是否需要治疗，具体还要看个体情况，如 LDL-C 3.51mmol/L，对于健康人群属正常范围，但对患过心肌梗死、糖尿病或同时有多种危险因素的患者，则该血脂水平明显有危害，应降至2.6mmol/L 甚至 1.37mmol/L 以下。如同高血压，有糖尿病者其诊断和治疗标准要求更低。

俗称"无声杀手"的血脂异常，由于缺乏明显的临床表现，后果严重。成年人应每3 年进行一次空腹血脂检查，高危人群每年检查一次，早期发现、早期干预。一旦发现血脂异常，首先进行积极的生活干预，必要时给以药物治疗，千万不能认为没有症状就没有危险，就不必治疗。

（3）血脂正常后即可停药：在高血压的治疗过程中，当血压长期稳定后，可尝试减少药物剂量或种类，其原则是以最少的药物维持最理想的目标血压。而调脂治疗并非如此，目前还没有证据表明血脂达标后应减量或停药。而多数临床情况是固定剂量或逐渐递增剂量，血脂达标后减量常会引起血脂反弹。因此，只要没有特殊情况，如出现严重或不能耐受的不良反应，就不应减量，除非血脂降得过低，因为胆固醇太低可增加出血性脑卒中的风险。

（4）降脂药物副作用严重：大多数人对他汀类药物的耐受性良好，只有极少数人，约 0.5% ~ 2.0% 的病例发生转氨酶升高，减少药物剂量常可使升高的转氨酶下降，再次增加剂量或选用同类药物时，转氨酶常不会升高；在某些情况下可引起非特异性肌痛或关节痛，伴或不伴肌酸激酶（CK）增高，严重的肌炎和致死性横纹肌溶解则更为罕见。肌炎最常发生于合并多种疾病或使用多种药物治疗的患者。如果患者，尤其是联合用药患者 CK 高于正常值上限的 10 倍，则应慎重考虑，予以停药、随访，待症状消失、CK 下降至正常，再重新开始治疗。

（5）降低胆固醇会增加癌症和出血性脑卒中的风险：有人担心胆固醇浓度低会增加癌症和出血性脑卒中的风险，然而大规模临床试验结果证实，长期使用药物强化降脂不会使非心血管病（包括癌症、自杀、车祸等）的死亡率增加。缺血性脑卒中与低 HDL-C 有明显关系，降脂治疗也不是越低越好，只要血脂达标即可，但不会增加癌症和出血性脑卒中的危险。

## **178** 2016 年《中国成人血脂异常防治指南》的背景及特点？

从 1997 年《血脂异常防治建议》提出至今，国内外关于血脂异常的研究取得了很大进展，当年制定《血脂异常防治建议》时国内的研究资料和科学证据很少，现在国内的流行病学前瞻性研究已取得随访 10 年和 20 年的结果，不仅证明了血脂异常的确是中国人群缺血性心血管病发病的独立危险因素，还可以评估多种因素发病的相对和绝对危险，为确定血脂异常的诊断标准提供量化的依据，据此制订的指南更切合我国的实际，而不必再盲目套用其他国家的指南。然而，国际上血脂防治研究的进展和经验也为我们提供了有价值的参考，如糖尿病、代谢综合征和致动脉粥样硬化血脂异常的关系，非药物干预在血脂异常防治中的重要地位，多因素评估在血脂异常防治中的具体应用，对高脂血症患者的临床治疗、人群防治与公共卫生策略的关系，血脂异常防治的循证医学研究成就等。在这些进展的基础上，制定了《2007年中国成人血脂异常防治指南》，9年后根据近年来大规模药物临床试验结果和国内外临床实际情况，再次修订并制定了《2016年中国成人血脂异常防治指南》。

##  179 2016年《中国成人血脂异常防治指南》血脂水平分层的标准是什么？

我国人群的血脂水平与西方发达国家相比有着较为明显的差异。从2004年原卫生部公布的我国城乡居民营养、膳食、健康情况的调查和北京医院（指原卫生部北京医院）报告的亚太地区人群血脂情况调查分析，我国成人血清胆固醇水平均在4.67mmol/L左右，较欧美人口平均胆固醇水平（5.45mmol/L）低25%～30%。因此，2016年《中国成人血脂异常防治指南》在确定血脂水平分层时采取了与国外指南不同的指标（详见下表）。

**血脂水平分层标准**

| | 血脂项目[mmol/L(mg/dl)] | | | |
| --- | --- | --- | --- | --- |
| | TC | LDL-C | HDL-C | TG |
| 合适范围 | <5.2(200) | <3.4(130) | | <1.7(150) |
| 边缘升高 | 5.2～6.2(200～240) | 3.4～4.1(130～160) | | 1.76～2.3(150～200) |
| 升高 | ≥6.2(240) | ≥4.1(160) | | ≥2.3(200) |
| 降低 | | | <1.0(40) | |

## 180 2016 年《中国成人血脂异常防治指南》血脂异常危险性分层是怎样规定的？其意义如何？

本次指南修订的危险分层按照 LDL 或 TC 水平、有无高血压及其他 ASCVD 危险因素个数分成 21 种组合，并按照不同组合的 ASCVD 10 年平均发病危险按 <5%，5% ~9% 和 ≥10% 分别定义为低危、中危、高危。本次修订延续了 2007 年血脂指南危险分层方案，将高血压作为危险分层的重要参数。2016 年《中国成人血脂异常防治指南》血脂异常危险性分层方案见下表。

2016 年《中国成人血脂异常防治指南》血脂异常危险性分层方案

符合下列任一条件者，可直接列为高危或极高危人群

极高危：ASCVD 患者

高危：①LDL-C≥4.9mmol/L 或 TC≥7.2mmol/L

②糖尿病患者 1.8 mmol/L≤LDL-C<4.9mmol/L 或 3.1mmol/L≤TC<7.2mmol/L，且年龄≥40 岁

具有以下任意两项及以上危险因素者，定义为高危：

收缩压≥160mmHg 或舒张压≥100mmHg        BMI≥28kg/m$^2$

non-HDL-C≥5.2mmol/L                       吸烟

HDL-C<1.0mmol/L

不符合上述条件者，评估 10 年 ASCVD 发病风险。

血清胆固醇水平分层标准

| 危险因素个数 | | 血清胆固醇水平分层(mmol/L) | | |
|---|---|---|---|---|
| | | 3.1≤TC<4.1 或 1.8≤LDL-C<2.6 | 4.1≤TC<5.2 或 2.6≤LDL-C<3.4 | 5.2≤TC<7.2 或 3.4≤LDL-C<4.9 |
| 无高血压 | 0~1 个 | 低危(<5%) | 低危(<5%) | 低危(<5%) |
| | 2 个 | 低危(<5%) | 低危(<5%) | 中危(5% ~9%) |
| | 3 个 | 低危(<5%) | 中危(5% ~9%) | 中危(5% ~9%) |

续表

| 危险因素个数 | 血清胆固醇水平分层（mmol/L） | | |
|---|---|---|---|
| | 3.1≤TC<4.1 或<br>1.8≤LDL-C<2.6 | 4.1≤TC<5.2 或<br>2.6≤LDL-C<3.4 | 5.2≤TC<7.2 或<br>3.4≤LDL-C<4.9 |
| 有高血压 0 个 | 低危（<5%） | 低危（<5%） | 低危（<5%） |
| 1 个 | 低危（<5%） | 中危（5%~9%） | 中危（5%~9%） |
| 2 个 | 中危（5%~9%） | 高危（≥10%） | 高危（≥10%） |
| 3 个 | 高危（≥10%） | 高危（≥10%） | 高危（≥10%） |

ASCVD 10 年发病危险为中危且年龄小于 55 岁者，评估余生危险。

## 181 2016 年《中国成人血脂异常防治指南》 如何进行总体心血管危险评估？

在进行危险评估时，已诊断动脉粥样硬化性心血管疾病（AS-CVD）者直接列为极高危人群；符合下列条件之一者直接列为高危人群：①LDL-C≥4.9mmol/L；②1.8 mmol/L ≤ LDL-C <4.9mmol/L，且年龄在 40 岁及以上的糖尿病患者。符合上述条件的极高危和高危人群不需要按危险因素个数进行 ASCVD 危险分层。

不具有以上 3 种情况的个体，在考虑是否需要调脂治疗时，应进行 10 年间 ASCVD 总体发病危险评估。

## 182 2016 年《中国成人血脂异常防治指南》 血脂异常患者调脂达标值是什么？

应根据 ASCVD 的不同危险程度，确定调脂治疗需要达到的胆固醇基本目标值。推荐将 LDL-C 降至某一切点（目标值），主要是基于获益程度来考虑：未来发生心血管事件危险度越高者，获益越大；尽管将 LDL-C 降至更低，临床心血管获益会更大，但药物相关不良反应会明显增多。2016 年《中国成人血脂异常防治指南》血脂异常患者调脂治疗的 TC 和 non-HDL-C 达标值如下表所示。

血脂异常患者 LDL-C 和 non-HDL-C 治疗达标值

| 危险等级 | LDL-C | non-HDL-C |
|---|---|---|
| 低危、中危 | <3.4mmol/L | <4.1mmol/L |
| 高危 | <2.6mmol/L | <3.4mmol/L |
| 极高危 | <1.8mmol/L | <2.6mmol/L |

## 183 2016 年《中国成人血脂异常防治指南》对于强化降脂治疗的观点及策略如何？

所有强化他汀类治疗的临床研究结果均显示，数倍增量的他汀类确实可使 ASCVD 事件发生率有所降低，但获益绝对值小，且全因死亡率并未下降。在他汀类联合依折麦布治疗的研究中也得到相似的结果，将 LDL-C 从 1.8mmol/L 降至 1.4mmol/L，能够使心血管事件的绝对危险进一步降低20%，相对危险降低6.4%，但心血管死亡或全因死亡危险未降低。提示 LDL-C 降至更低，虽然存在临床获益空间，但绝对获益幅度已趋缩小。

他汀类药物调脂的特点是每种他汀类的起始量均有良好的调脂疗效；而当剂量增倍时，LDL-C 进一步降幅仅约6%。他汀类剂量增倍，药费成比例增加，而降低 LDL-C 的幅度增加相对较小。因此，建议临床上依据患者的血脂基线水平起始应用中等强度他汀类，根据个体调脂疗效和耐受情况，适当调整剂量，若胆固醇水平不达标，与其他调脂药物（如依折麦布）联合应用，可获得安全有效的调脂效果。

## 184 2016 年《中国成人血脂异常防治指南》对于其他血脂异常的干预如何？

除积极干预胆固醇外，其他血脂异常是否也需要进行处理，尚缺乏相关临床试验的证据。血清 TG 的合适水平为 < 1.7mmol/L。当血清 TG≥1.7mmol/L 时，首先应用非药物干预措施，包括治疗性饮食、减轻体重、减少饮酒、戒烈性酒等。若 TG 水平仅轻中度升高（2.3 ~ 5.6mmol/L），为了防控 ACS 风险，虽然以降低 LDL-C 水平为主要目标，但同时应强调 non-HDL-C 需达到基本目标值。经他汀类治疗后，如非 HDL-C 仍不能达到目标值，可在他汀类基础上加用贝特类、高纯度鱼油制剂。对于严重高 TG 血症患者，即空腹 TG≥5.7mmol/L，应首先考虑使用主要降低 TG 和 VLDL-C 的药物（如贝特类、高纯度鱼油制剂或烟酸）；对于 HDL-C < 1.0mmol/L 者，主张控制饮食和改善生活，目前无药物干预的足够证据。

## 185 2016 年《中国成人血脂异常防治指南》对于调脂治疗的安全性如何评价？

《中国成人血脂异常防治指南》特别强调了调脂治疗的安全性问题，认为需要密切检测药物治疗的不良反应。《中国成人血脂异常防治指南》认为调脂药物中首要的是他汀类药物：几十年来数十项临床试验结果已充分证明他汀类药物为降低冠心病心血管病发病和死亡最有效的调脂药物。目前众多长期大规模研究证明他汀类药物治疗是安全的，但并非完全无不良反应，因为在临床实际中的患者存在合并其他疾病和合并用药的情况，远比在临床试验中的复杂。因此，在临床试验中获得的他汀类药物不良反应的发生率可能被低估了。他汀类药物的主要不良反应为肝酶异常及肌肉毒性，包括肌痛，表现为肌肉疼痛或无力，不伴 CK 升高；肌炎，表现为有肌肉症状，并伴 CK 升高。最常发生于合并多种疾病和（或）使用多种药物治疗的患者。当使用大剂量他汀类药物或与其他药物合用时，包括环孢霉素、贝特类、大环内酯、某些抗真菌药和烟酸类，肌炎的发生率增加，最严重的横纹肌溶解表现为有肌肉症状，伴 CK 显著升高超过正常上限的 10 倍和肌酐升高，常伴褐色尿和肌红蛋白尿。不同的他汀类药物肌肉不适发生率不同。故在使用调脂药物时，尤其对高危、极高危患者的早期应用、强化应用、长期应用，必须密切检测毒副作用。在药物选择增加剂量、调脂药物联用（他汀类药物与胆固醇吸收抑制剂或联用缓释烟酸剂，甚至贝特类等）时，需要仔细斟酌。

## 186 目前我国高脂血症治疗现状如何？

第二次中国临床血脂控制状况多中心协作研究结果日前公布，我国调脂治疗的达标率整体仍不理想，60% 的患者在 60 岁以后才开始服用调脂药物，LDL-C 单项达标率仅为 29%。这项研究于 2006 年开始，涉及 27 家医院、2237 例年龄在 20 岁以上的患者。评价标准包括 1997 年我国首次公布的《血脂异常防治建议》（简称《建议》）、2006 年《中国成人血脂异常防治指南》（简称《指南》）、2004 年成人胆固醇治疗组Ⅲ（ATPⅢ）发布的胆固醇治疗指南。

该调查显示：我国服用调脂药物患者年龄在 60 岁以上者占 60%，40 岁以下者占 3%。有 78% 的患者合并动脉粥样硬化疾病或糖尿病，79% 的患者合并高血压，84% 的患者使用他汀类药物，83% 的患者控制饮食。调查表明，44% 的患者没有按照 1997 年

《建议》的标准启动治疗，还有约6%的患者不符合任何一个指南规定的启动药物治疗的标准，却使用了调脂药物。

研究表明，我国调脂的达标率整体仍不理想。在符合上述3个指南标准的患者中，LDL-C单项达标率按1997年《建议》只有49%，按照ATPⅢ为24%，2006年《指南》的达标率为29%。高胆固醇血症患者2006年达标率为39%，比2000年有明显上升，这说明他汀类药物剂量的合理调整对达标率有明显影响。

## 187　东方人群的调脂循证医学给我们的启示是什么？

日本高胆固醇血症成年人的一级预防研究（MEGA）是首次在东方人群中进行的一级预防研究，8214例患者被随机分为普伐他汀10～20mg/d组和不使用普伐他汀组，平均随访5.3年。结果显示，治疗组TC下降11.5%，LDL-C下降18%，TG下降11.5%，HDL-C上升5.8%，与对照组相比差异有统计学意义。治疗组的主要终点与对照组比显著下降，致死性和非致死性心肌梗死风险下降48%，需血运重建的比例下降40%。

结果提示，对于轻中度胆固醇升高的东方人群，常规剂量他汀类药物调脂治疗就能安全有效地降低冠心病（CHD）风险。10～20mg/d普伐他汀治疗即可达到较为理想的治疗效果，对于东方人，他汀类药物的效果似乎比较显著，并不需要强力将LDL-C降到1.82mmol/L以下，也能有效减少心血管事件。东西方人群存在差异，不能将西方的研究结果完全照搬到东方人群。中国冠心病二级预防研究（CCSPS）是一项首次在东方人群中进行的多中心、随机、双盲、安慰剂对照CHD二级预防研究。4870例18～75岁的中国CHD患者被分为治疗组（血脂康胶囊0.6g，每天2次）和安慰剂组（安慰剂胶囊2粒，每天2次），平均随访4年。结果显示，在基线血脂水平较低的情况下，TC降低13%，

LDL-C 降低 20%，TG 降低 15%，HDL-C 升高 5%，与治疗前有显著差异。治疗组 CHD 事件危险降低 45.1%，总死亡率降低 33%，CHD 死亡率降低 31%，经皮冠脉介入（PCI）或冠脉旁路移植（CABG）需求减少 33%。在他汀类药物研究中，CCSPS 研究首次发现，患者肿瘤死亡危险降低 55%，肿瘤发生率降低 36%，说明长期服用血脂康并不会增加肿瘤发生率及死亡率。治疗组中，肝酶、尿素氮、肌酐、肌酸激酶（CK）异常率与对照组比无差异，未出现 CK 升高大于正常上限 5 倍，未发生横纹肌溶解。

中国冠心病二级预防研究（CCSPS）结果显示，中国 CHD 患者应用血脂康调脂治疗可获益，再次提示了东方人群的特点。CCSPS 研究中，患者 LDL-C 水平仅降至接近 ATP Ⅲ 达标标准（2.65mmol/L），但临床事件仍明显降低，再次说明达标不能绝对化。东西方人群在饮食习惯、生活方式及膳食中饱和脂肪酸及胆固醇的含量、血清胆固醇水平、CHD 的发病率和遗传基因等方面有诸多不同。CCSPS 研究结果为中国 CHD 二级预防药物的剂量选择、疗效和临床益处及安全性方面提供了有力的循证医学证据。